フロレンス・ナイチンゲール

看護覚え書

――看護であること
看護でないこと――

(第8版)

Florence Nightingale
Notes on Nursing:
What It Is, and What It Is Not

訳―湯槇ます
薄井坦子
小玉香津子
田村 眞
小南吉彦

現代社

Notes on Nursing: What it is, and what it is not. By Florence Nightingale. New edition, revised and enlarged. London: Harrison, 59, Pall Mall, Bookseller to the Queen, 1860.

Appendix: Minding Baby. (In) Notes on Nursing: What it is, and what it is not, (In) Selected Writings of Florence Nightingale. Compiled by Lucy Ridgely Seymer. Macmillan, 1954.

訳者まえがき

看護は人類とともに歩んできた長い歴史をもった実践でありながら、今日なお充分に社会的要請に応《こた》え得ていないのが現状であると思われる。

私たちは看護という仕事が人間存在の基底に深くかかわるはたらきであるという確信のもとに、看護の拠《よ》って立つ基盤を明らかにしたいという熱望をもっていろいろな人々の考え方に耳を傾けてきたのであるが、このフロレンス・ナイチンゲールの『看護覚え書』において初めてある確《たし》かな手ごたえを感じとることができたと思う。

彼女は、世にいわれるようなたんなるヒューマニストや慈善家などではなく、自らの経験からたぐりとってきたいのちと健康についての論理を看護の基本原理として結晶させ、その主張に揺《ゆる》ぎない確信と熱意をもっていただけでなく、その信念を実現することに生涯情熱を燃やしつづけた偉大な思想家だったのである。

地球全般にわたって生命の危機がしのびよっているといわれる今日、ひとりでも多くの人がこの著を通して看護を実践する拠《よ》りどころをつかみとり、ナイチンゲールが熱望してやまなかった、人間をそして健康を、より高めていく歩みを力強く前進させていく実践家として成長されるよう、私たちは期待している。

昭和五十年（一九七五年）八月　　訳者ら

改訳第六版によせて

訳者らが、『看護覚え書』に改訂増補版があることを知り、その訳出に取り組んでから、はや四半世紀が経過した。その間、看護についての社会的な期待は大きく広がり、二〇〇〇年から介護保険制度も実施されることになり、すべての人に必要なケアが行き届く時代を目指して大きな転換がなされようとしている。

本書はこれまでに、人間社会に欠くことのできないケアの基本線を示すものとして多くの人々に読み継がれ、方向探知器の役目を果たしてきたが、人間が地域社会のなかでより健康的に生きる道を拓いていけるかどうかを試される今日のこの時期に、ナイチンゲールの語りかけの意図をより正確に伝えたいと考え、綿密に読み込んでいくつかの表現をあらためた。その作業を通して、本書は具体的な生活体験を重ねながらじっくり読み込む価値のある著書であるということをあらためて実感した。いっそうのご活用をおすすめしたい。

平成十一年（一九九九年）八月　　　訳者ら

改訳第七版によせて

今回の改訳の主目的は、従来「看護婦」と訳してきたnurseを「看護師」に改めるところにあり、それに本文ならびに小見出しに小さな手直しを加えた。

原文のnurseは、他者の健康に責任をもつ女性に対して用いられていることから「看護婦」と訳してきたのであるが、現代では、世界的動向として職業に性差がなくなり、増えてきた男性看護者にはそぐわない訳語となった。平成十三年（二〇〇一年）の法改正により、看護職者の名称が、性差を問わず「看護師」と統一されたこと、および、一般に看護者を表現する場合も「看護師」が使われるようになったことから、今回、すべてを「看護師」に改めた。なお、本文二六五頁の註(1)も参照されたい。

平成二十二年（二〇一〇年）九月　　　訳者ら

目　次

凡例

本文中に使用した記号について

＊（　）および［　］は原著の括弧である。

＊原著のなかのイタリック書体の部分は《　》のなかに入れて表わした。

＊原註については、本文行間に＊印を入れ、当該段落に続いて、割註として入れた。

＊〔　〕のなかの欧文は、原文を示す。原則として小文字で入れたが、特に原著が大文字を使っている場合に限って、大文字で入れた。

＊〔　〕のなかの和文は、訳者が補ったものである。

＊訳註は、行間に(1)(2)…を入れ、当該見開きの左端に脇註とした。

＊本文の各章ごとに、文節番号を付した。これは原著にはないが、読者の便宜を考慮して付したものである。

看護覚え書　一八六〇年

看護覚え書　――看護であること、看護でないこと――　増補改訂新版

はじめに　Preface

1　この覚え書は、看護の考え方の法則を述べて看護師が自分で看護を学べるようにしようとしたものではけっしてないし、ましてや看護師に看護することを教えるための手引書《マニュアル》でもない。これは他人《ひと》の健康について直接責任を負《お》っている女性たちに、考え方のヒントを与えたいという、ただそれだけの目的で書かれたものである。英国では女性の誰《だれ》もが、あるいは少なくともほとんどすべての女性が、一生のうちに何回かは、子供とか病人とか、とにかく誰かの健康上の責任を負うことになる。言い換《か》えれば、女性は誰もが看護師なのである。日々の健康上の知識や看護の知識は、つまり病気にかからないような、あるいは病気から回復できるような状態にからだを整《ととの》えるための知識は、もっと重視されてよい。こうした知識は誰もが身につけておくべきものであって、それは専門家のみが身につけうる医学知識とはは

っきり区別されるものである。

2　さて、女性は誰《だれ》もが一生のうちにいつかは看護師にならなくてはならないのであれば、すなわち、誰かの健康について責任をもたなければならないのであれば、ひとりひとりの女性がいかに看護するかを考えたその経験をひとつにまとめたものがあれば、どんなにか汲《く》めどもつきない、またどんなにか価値あるものになるであろうか。

3　私は、女性たちにいかに看護するかを教えようとは思っていない。むしろ彼女たちに自ら学んでもらいたいと願っている。そのような目的のもとに、私はあえてここにいくつかのヒントを述べてみた。

要　旨　Digest

十三、病人の観察…………………………………………………………………………178

序　章　Introductory Chapter

病気とは回復過程である

1　まずはじめに、病気とは何かについての見方をはっきりさせよう。——すべての病気は、その経過のどの時期をとっても、程度の差こそあれ、その性質は回復過程〔reparative process〕であって、必ずしも苦痛をともなうものではない。つまり病気とは、毒されたり〔poisoning〕衰《おとろ》えたり〔decay〕する過程を癒《いや》そうとする自然の努力の現われであり、それは何週間も何カ月も、ときには何年も以前から気づかれずに始まっていて、このように進んできた以前からの過程の、そのときどきの結果として現われたのが病気という現象なのである——。これを病気についての一般論としよう。

2　もしわれわれがこれを病気の一般論として受け入れるとすると、すぐさまこの反対を証明しようとする逸話《いつわ》や実例が持ち出されるものである。たとえばこんな具合《ぐあい》にである。「地球上のどんな気候の土地でも、人間の努力によって住めるようにできる」という一般論を掲《かか》げたとすると、つぎのような反論がすぐ持ち出される。「それでは、モンブラン(1)の頂上《ちょうじょう》を住めるように

(1) モンブラン〔Mont Blanc〕　アルプス山脈中のフランスとイタリアの国境にある山。海抜四、八〇七メートルで、ヨーロッパの最高峰。

できるだろうか?」と。われわれの答えはこうである。「この地上を人間が住めるような健康的な土地に造りかえながら、モンブランの麓《ふもと》まで到達《とうたつ》するには数千年もかかるだろう。頂上《ちょうじょう》に住めるかどうかを議論するのは麓に着いてからにしよう。」

病気につきものと思われている苦痛の原因は、必ずしもその病気によるものではない

3 病気というものを注意して見つめているとき、それが個人の家であっても公共の病院であっても、経験豊かな観察者を強く牽《ひ》きつけることがある。それは、その病気につきもので避《さ》けられないと一般に考えられている症状や苦痛などが、実はその病気の症状などではけっしてなくて、まったく別のことからくる症状——すなわち、新鮮な空気とか陽光、暖かさ、静かさ、清潔さ、食事の規則正しさと食事の世話などのうちのどれか、または全部が欠けていることから生じる症状であることが非常に多いということなのである。そしてこれは、病院看護においても家庭看護においても、まったく同様によく見られることである。

4 自然がつくり出し、われわれが病気と呼んでいるこの回復過程は、こういったことのひとつまたは全部に対する知識の不足か、あるいは注意が足《た》りないために妨害《ぼうがい》されてきて、その結果、痛みや苦しみや、あるいは過程そのものの中断が起こるのである。

5 患者が冷《ひ》えこんでいるとか、熱があるとか、ぐったりしているとか、食後に嘔気《はきけ》があるとか、褥瘡《じょくそう》ができるとかするのは、たいていのばあい、病気のせいではなくて看護のせいなのである。

看護は何をなすべきか

6 私はほかに良い言葉がないので看護という言葉を使う。看護とはこれまで、せいぜい薬を服《の》ませたり湿布剤《しっぷ》を貼《は》ったりすること、その程度の意味に限られてきている。しかし、看護と

は、新鮮な空気、陽光、暖かさ、清潔さ、静かさなどを適切に整《ととの》え、これらを活《い》かして用《もち》いること、また食事内容を適切に選択し適切に与えること——こういったことのすべてを、患者の生命力の消耗《しょうもう》を最小にするように整えること、を意味すべきである。

病人の看護はほとんど理解されていない

7 女性は誰《だれ》でも良い看護師になると、しばしば言われたり書かれたりしてきた。しかし私は、それどころか、看護をまさに構成しているこれらの基本要素についてさえ、実はほとんど知られていないと確信している。

8 だからといって私は、看護師がいつもその責《せ》めを負うべきであると言っているのではない。衛生上の不備《ふび》や建築上の不備、あるいは管理運営上の不備などが、看護を不可能にしているようなことも、よくある。しかし看護の技術〔art〕というものは、私の考えている看護が実現できるように、これらもろもろの不備の調整をはかることそのものをも、含んでいるべきなのである。

看護は回復過程を支援すべきである

9 最初にあげた一般論への反論にもどろう。もしわれわれがこう尋《たず》ねられたとしたらどうであろう——「こんな病気が回復過程といえるのか？」「このような病気に苦痛がともなわないことがありうるのか？」「どういう世話をすれば、こういう患者にあの痛みこの苦しみを起こさせないですむのか？」——。これらに対し、私は知らないといちおう答えておく。しかし、その病気による症状を取り除《のぞ》くのではなくて、私が述べた自然の回復過程をうまくすすめる要素のひとつまたは全部が欠けたために患者に現われる痛みや苦しみを、もしあなた方がすべて取り除《のぞ》いてしまったならば、そのときこそ、その病気から切り離せない症状とか苦痛とかがどんなものであるかが、お互《たが》いに納得できるであろう。

10 すぐ持ち出されるもうひとつのよくある抗議《こうぎ》は、「コレラや熱病《ねつびょう》などのときも、あなたは何もしようとしないのか?」というものである。薬《くすり》を与えることは何かをしたことであり、いやむしろそれがすべてであり、新鮮な空気や暖かさや清潔さを与えることは何もしていないことである、という確信がなんと根強《ねづよ》く行きわたっていることか。私の答えはこうである。「それらの病気や、その他これに類《るい》した多くの病気に対しては特定の医薬《いやく》や療法《りょうほう》が用《もち》いられているが、それらの正確な価値はけっして厳密には確《たし》かめられてはいない。しかし一方、病気の成《な》り行きを決定するうえにおいて、注意深い看護がきわめて重要であるということは、あまねく経験されている」と。

健康人の看護もほとんど理解されていない

11 II 良い看護を構成する真の要素は、健康人のためのものも、病人のためのもの同様に、ほとんど理解されていない。健康の法則、すなわち看護の法則——両者は実のところ同一なのである——が病人のなかにも健康人のなかにも共通に働いているのである。この法則が守られなかったとき、健康人は病人ほどには極端な影響を受けないですむというだけである。もっとも、いつもそうだというわけではない。

12 すると、決《き》まってこう反対される。「でも、どうすれば私は、そうした医学的な知識を手に入れることができるのだろうか。私は医者ではない。私はこれを医者に任《まか》せるほかはない」と。

13 家庭の母親たちよ、そんなことを言うあなた方は、この文明国である英国で、七人に一人の割合で赤ん坊が一歳にならないうちに死んでいるのを知っているだろうか。ロンドンでは五歳になるまでに五人に二人までが死亡しているし、また英国の他の大都市では、それがほぼ二人に一人だということを知っているだろうか。

高い死亡率から引き出される奇妙な推論 14

この事実に関しては、なんとも驚くべき推論《すいろん》がまかりとおってきている。たとえばつぎのような記事が、長い間新聞紙上をにぎわしてきた。「ロンドンにおいては、十歳以下の子供たちが毎年二万五千人以上も死んでいる。したがって子供病院が必要である」。また昨年の春に起《き》草《そう》されたある設立趣意書《せつりつしゅいしょ》においては、これと同じ考え方にもとづいた別の解決策が提案《ていあん》されていた。それは「女性たちの健康上の知識が非常に不足している。したがって婦人病院が必要である」というものであった。ところで、この両者が指摘している事実は、悲しむべきことに、まさしくそのとおりである。しかし、それからひき出してきた推論は、いったいこれは何であろうか？　子供たちの死亡率が途方《とほう》もなく高いことの原因は、誰《だれ》もがよくよく知っている。すなわち、その原因は主として、清潔への取り組みが不充分なこと、換気《かんき》の不足、食事や衣服についての不注意、あるいは、家の壁塗《かべぬ》りの不備などであって、ひとことでいえば、《家庭衛生》の欠陥《けっかん》なのである。さらにその救済策《きゅうさいさく》も同じくよく知られているのであるが、その救済策のひとつに子供病院の設置などが入っていないことは確《たし》かである。子供の病院は不足しているのであろうが、それは成人《おとな》の病院が不足しているのとまったく同じことなのである。それにしても、戸籍庁《こせきちょう》長官が、（たとえば）リヴァプールにおける子供の高死亡率の原因として、子供病院の不足をあげたりすることは、まずありえないし、また、その救済策として子供のための病院をつくれと主張するようなことも、ありえないのである。

15 繰《く》り返して言うが、われわれはこと《家庭衛生》に関するかぎり、この健康上の知識の実地の応用をすべて女性たちに期待しなければならないというのに、女性たちは、しかも最も優《すぐ》れた女性たちでさえも、健康上の知識に関しては恐ろしいほどに無知なのである。しかし、だからといっていったい誰《だれ》が、この無知を救《すく》う方法として、婦人病院の設置を引き合いに出そうなど思うであろうか。

16 これはたいへん確《たし》かな根拠《こんきょ》をもって言えるのであるが、実際のところ、病院というものの多くは、《今まで》のところ、死亡率——とくに子供の死亡率——を、減少させてきたというよりは、ただ増加させてこなかっただけではないか、という疑念《ぎねん》を私たちは抱いている。

子供の寿命は衛生状態の判断基準

17 「か弱い赤ん坊の寿命《じゅみょう》は」（名前は知らないが初期ラテン詩人で、のちに分析化学者に転向したひとの言葉である）衛生状態についての「最も鋭敏なテストである」。このような赤ん坊の早すぎる苦しみと死は、すべて避《さ》けることのできないものであろうか。それとも神は、母親たちのそばにいつも医師を付き添《そ》わせようとするつもりなのであろうか。あるいは子孫を護《まも》るに役立つ法則を習《なら》うよりはピアノを習うほうがましだ、とでもいうのであろうか。

18 マコーレー[2]がどこかでこう言っている。天体の運行の法則については、それらがわれわれからはるか遠くに離れて存在するにもかかわらず、まったくよく理解されているのに対して、奇妙なことに、人間のこころに関する法則は、それが毎日また終日われわれの観察のもとにあるにもかかわらず、二千年前に比《くら》べて、すこしもよりよく理解されているとは言えない、と。

19 ところが、もっと奇妙なことがある。すなわち、われわれはこれを教育の虚飾《きょしょく》とでも呼びたいところであるが、たとえば天文学の基本原理などが、いまやすべての女生徒に教えられているのに対して、われわれの身体《からだ》と、神がそれを置かれたこの世界との関係について神が定《さだ》めた法則については、あらゆる階級の家庭の母親たちや女教師たちはおろか、子供の乳母《うば》たちにも、病院の看護師たちにも、何ひとつ教えられてはいない。言い換《か》えれば、神が、われわれの心の容器《うつわ》とされたこの身体を、その心の健康なあるいは不健康な容器《うつわ》に仕立てる法則については、ほとんど何も学ばれていないのである。私はこれらの法則——すなわち生命の法則——が、ある程度は理解されていることを否定はしない。しかし母親たちでさえも、それらの法則を学ぶこと——すなわち自分の子供たちに健康な生活をもたらす方法を学ぶこと——が、自分たちにとって価値があるとは思いもしない。彼女たちは、それを医学あるいは生理学の知識と呼んで、もっぱら医師のものと思っている。

20 もうひとつ別の反論がある。

21 こんなことがよく言われる——「子供たちの健康を左右する環境に対しては、われわれの力も及《およ》ばないではないか。風に対して何ができるであろうか！　東風(3)というものがある。たいていの人びとは、朝起き出す前から、風が東から吹いているかどうか言い当てられる。」

---

(2) マコーレー〔Macaulay〕 Thomas Babington Macaulay（一八〇〇～一八五九）。イギリスの政治家、著述家、歴史家。『イギリス史』の著者として有名。

(3) 東風〔east wind〕 イングランドにおいては東からの風は大陸風であって、健康に害を及ぼすと考えられている。

22　これに対しては、前の反論に対してよりももっと確信をもって答えることができる。いつ風が東から吹くかを気にしているのは、いったい誰《だれ》であろうか。もちろん、東風に吹きさらされながら家畜を追っているスコットランド高地人ではなくて、新鮮な空気や陽光などにさらされる機会がすくなくて生命力の衰《おとろ》えた若い女性であることは確《たし》かである。後者を前者のような健康的な環境のもとに置いてみるとよい。そうすれば彼女も、いつ風が東から吹くかを気にしたりはしなくなるであろう。

一、換気と保温　Ventilation and Warming

看護の第一原則は屋内空気を屋外空気と同じく清浄に保つこと

1　良い看護が行なわれているかどうかを判定するための規準としてまず第一にあげられること、看護師が細心《さいしん》の注意を集中すべき最初にして最後のこと、何をさておいても患者にとって必要不可欠《ふかけつ》なこと、それを満《み》たさなかったら、あなたが患者のためにするほかのことすべてが無《む》に帰《き》するほどたいせつなこと、反対に、それを満《み》たしさえすればほかはすべて放《ほう》っておいてよいとさえ私は言いたいこと、――それは《患者が呼吸する空気を、患者の身体《からだ》を冷《ひ》やすことなく、屋外の空気と同じ清浄《せいじょう》さに保《たも》つこと》なのである。ところが、このことほど注意を払われていないことがほかにあるだろうか？　換気《かんき》にはともかく配慮《はいりょ》をしているという場所においてさえ、まったく驚くべき誤解がまかり通っている。たとえば、病室や病棟に室外からの空気を充分に採《と》り入れていたとしても、その空気がどこから流れこんでくるかにまで気を配《くば》っているひとは、めったにいない。その空気は廊下《ろうか》から入ってくるものかもしれず、その廊下には他の病室の空気が流れこんでいるかもしれないのである。またその空気は、まったく風が通らず、ガス灯や食物の臭《にお》い、あるいは各種のカビの臭気《しゅうき》などが、いつも充満している広間《ホール》からの空気かもしれない。地下の調理場、下水溜《だめ》、洗濯場、便所、いやそれどころか（これは残念ながら私自身の経験であるが）なんと糞尿《ふんにょう》が詰《つ》まって溢《あふ》れ出た排水溝《こう》からの臭気《におい》が直《じか》に病室に流れこんでいた例さえある。こんな空気による換気では、換気どころか、むしろ毒を流しこむようなものである。いかなるばあいも、空気は常に屋外《おくがい》から、しかも最も新鮮な空気の入る窓を通して、採《と》り入れることである。四方を囲《かこ》まれた中庭《なかにわ》などからの空気を採り入れるばあい、まして風のほとんど吹き抜けない中庭からのばあいは、その空気は広間《ホール》や廊下《ろうか》からのものと同じくらい汚《よご》れているに違いないからである。

2　もうひとつ、個人の家においても公共の施設においても、よく見かけることがある。それは使わないで放置《ほうち》してある空《あき》部屋のことであるが、暖炉《だんろ》は板《いた》でしっかりと釘《くぎ》づけにされており、窓も、まず開けられることはない。たいていは鎧戸《よろいど》も降《お》ろされ、家具や道具類などが置き放《はな》しにされている。そこには新鮮な空気が入ってくる可能性はまったくなく、一筋《ひとすじ》の陽光も射《さ》しこんでこない。こういう空《あき》部屋のなかの空気は、およそ想像を絶するほど澱《よど》んでおり、カビの臭気《におい》が充満し、汚《よご》れきっている。そうした部屋は、天然痘《てんねんとう》や猩紅熱《しょうこうねつ》やジフテリア、その他、思いつくかぎりの病気が、まさに発生寸前《すんぜん》の状態にある。

3　ところが人びとは、そういう状態の空《あき》部屋に通ずるドアを開いて、育児室や病棟あるいは病室などを積極的に換気（？）しかねない。あるいは、何らの前準備もしないで、そういう部屋に子供たちを寝かせたりもする。

なぜ使わない部屋を閉め切っておくのか

4　使っていない部屋に関して一般の人びとが考えていることは、ただひたすら埃《ほこり》が入らないように、ドアも窓も鎧戸《よろいど》も煙突《えんとつ》の蓋《ふた》もしっかりと閉《と》ざしておけば（つまり、できるだけ密閉《みっぺい》しておけば）だいじょうぶであり、ふたたび使うときには、その寸前《すんぜん》に短時間、開けておきさえすれば何の害も発生しない、というものである。空《あき》部屋について、よくこんな質問を受ける、「それではいつ窓を開けたらよいのでしょう?」と。それに対する答えは「いつ窓を閉めるべきでしょうか?」である。

よく見かけられる狂気の沙汰

5　すこし以前のことであるが、クイーン街の食堂でこんな事件があった。ある男が、入ってくるなり、暖炉《だんろ》のそばに座っていた肺病者の喉《のど》を掻《か》き切って殺したのである。犯人は犯行を否定しないばかりか、こう言ってのけた、「これでよろしい」。もちろん、その男は狂人であった。

6　しかし、われわれのばあいには、驚くべきことに、被害者のほうが「これでよろしい」と言い、しかも、われわれは狂人ではないのである。それどころかわれわれは、空気も通らず、陽《ひ》も射《さ》さず、カビだらけの病室のなかに、殺人犯、すなわちドアの陰《かげ》にひそむ猩紅熱《しょうこうねつ》、あるいはぎっしり並んだ病院のベッドの間にはびこる熱病や病院壊疽《えそ》を「かぎつけて」いながら、それでも「これでよろしい」と言っているのである。

病人を冷やすことなく換気する方法

7　窓が適切に設《もう》けられており、かつ暖炉《だんろ》に燃料が適切に供給されていさえすれば、ベッドの患者に常に新鮮な空気を確保することは比較的容易《ようい》である。そういうときに窓の開放を怖《おそ》れてはならない。ベッドのなかにいて風邪《かぜ》をひくことはないからである。ベッドのなかでも風邪《かぜ》をひくことがあると思うのは、よくある誤《あやま》りのひとつである。適当な掛け物と必要に応じて湯たんぽを使えば、ベッドの患者を常に暖かく保《たも》ちながら、同時に充分な換気もできるのである。

8 ところが不注意な看護師は、その出身階級や受けた教育に関係なく、患者がベッドに臥《ふ》せっているときにはあらゆる隙間《すきま》を塞《ふさ》いで部屋を温室のように暖かく保《たも》っているが、患者が起き上がれるようになると気を抜いて、かなり無防備な状態に患者を置いてしまう。およそひとが風《か》邪《ぜ》をひくのは（いわゆる鼻風邪のほかにも、風邪のひき方はいろいろあるが）、たいていのばあい、長時間、おそらく数日以上もベッドのなかで過ごしたあと、はじめて起き上がったとき、つまり、着替《きが》えによる疲労に、ベッドのなかでの皮膚の弛緩《しかん》が重《かさ》なって、防御《ぼうぎょ》反応がさらに鈍《にぶ》っているときである。だから、ベッドにいるときには患者を爽《さわ》やかに活気づけてくれた同じ室温が、起き上がったばかりの患者には害を与えてしまうかもしれない。だから、これは常識〔common sense〕から導き出されることであるが、清浄な空気が必要であると同時に、患者を冷《ひ》やさない程度の室温の確保も必要だということである。さもなければ、最善を願ってしたことの結果が、患者の発熱だったりしかねない。

9 室内の空気を外気と同じ清浄さに保《たも》つといっても、これはよくそう思いこまれているらしいが、部屋の温度まで外気と同じに冷《ひ》やす必要はないのである。

10 午後になるとまた、自然と生命力を増してくる患者は、午前中は寒いと感じた同じ部屋を、風通しが悪くて蒸《む》し暑いと感じることがよくある。にもかかわらず看護師は、窓が開《あ》いてはいないかと怖《おそ》れたりする。

11 起きて動きまわれる患者のばあいは、病室の窓は、患者が自分で簡単に開閉《かいへい》できるようであってほしい。*事実、そうなっていないばあいに病室の換気が良かったためしはめったにない。

それほど、病人にとって健康的な空気がどんなにたいせつであるかを認識しているひとは、ごく稀《まれ》なのである。病人はよくこんなことを言う。「私が一日二十四時間中の二十二時間を過ごすこの部屋は、一日にたった二時間しか過ごさない別の部屋よりも、はるかに空気がきれいなんです。その理由は、ここでは自分で窓の開け閉《し》めができるからです」。まことにもって、そのとおりである。

＊覚え書──高熱のために譫妄（せんもう）状態にある患者のばあいは、窓から跳び降りる危険があるので、もちろん例外である。一方、そのような患者を、涼しくかつ通気の良い部屋に寝かせることは絶対必要である。そこでネジクギを四本使って、窓枠が上下に数インチ以上は開かないように工作しておきさえすれば、事故の危険はなくなるであろう。

12 私は、聡明《そうめい》で人柄《ひとがら》も優《すぐ》れた、ある病院外科医を知っているが、彼にはいつも病室の窓を開放しておく習慣がある。ほかの医師たちは、回診《かいしん》しながら決《き》まって窓を閉《し》めて立ち去る。するとその病院外科医は、これら医師たちが背を向けるやいなや、決まって窓を開けてまわるのであるが、まさにおみごとと言うべきである。

13 ちょっと以前に出版された看護に関する小さな書物のなかに、「よく気をつけていさえすれば、一日に二回、数分間、窓を開けて新鮮な外気を入れられないわけがない」と書かれていたが、私は、これでは駄目《だめ》だと思う。たとえ一時間に二回でも駄目である。この一文を見ただけで、換気の問題がどんなに軽く考えられてきたかがわかる。

どのような保温が適切か

14　患者を保温する方法のなかで、間違いなく最悪の方法は、病人の呼吸熱と体温に頼《たよ》る方法である。私が知っているある軍医は、担当病室の窓をいつも完全に密閉《みっぺい》してしまって、病人たちを汚染された空気で呼吸する危険にさらしている。彼にしてみれば、新鮮な空気を入れることによって病室の温度が下がりすぎることを怖《おそ》れているのであるが、これは有害きわまりない誤《あやま》った考えである。

15　患者の身体《からだ》から出る熱と湿気《しっけ》で腐敗《ふはい》しかかった空気を、繰《く》り返し患者に呼吸させる、という犠牲をはらって病室を保温する方法は、間違いなく、患者の回復を遅《おく》らせ、はては生命を奪《うば》うことにもなる。

ほとんどの寝室は不潔である

16　どんな階級のどんなひとの寝室でもよい、一人部屋でも二人部屋でも二十人部屋でもよい、病人の寝室でも健康人の寝室でもよいが、夜半《よなか》か朝、窓を開ける前にそこに入った経験があるであろうか。そして、部屋の空気がむっとするほど汚《よご》れて腐《くさ》っていることに気づいたことはないであろうか。いったいなぜそうなってしまうのだろうか？　そして、そうなってはならないということは、どれほど重要なことであろうか？　眠っている人間の身体《からだ》は、たとえ健康であっても、目覚めているときに較《くら》べて、汚れた空気の影響をはるかに強く受けて健康をそこなうものなのである。それならば、どうして夜間の寝室の空気を外気と同じく清浄《せいじょう》に保《たも》つことができないのか？　そのためには、自分の身体《からだ》が吐き出した汚れた空気を完全に追い出す出口と、屋外《おくがい》の新鮮な空気をたっぷりと採《と》り入れる入口とが必要である。すなわち、煙突《えんとつ》の蓋《ふた》をはずし、窓あるいは通風口《つうふうこう》を開き、一方では、ベッドのまわりのカーテンや、窓の鎧戸《よろいど》やカーテンなど、およそ健康に有害で病気回復の機会を邪魔《じゃま》するような仕掛《しか》け類は、いっさい使わないことである。

17　窓は、その下部でなく上部を開《あ》けること。上部の開かない構造の窓のばあいは、ただちに改修すること。ふつうの広さの二人部屋であれば、冬季で一～二インチも開ければ充分である。育児室や子供寝室では、人数に応じてさらに開ける必要がある。病棟や病室の空気の採《と》り入れ口として最も悪いのは、床《ゆか》の高さあるいは床に近い高さのものである。この位置から採り入れた空気は、部屋の床と下層の空気とを冷《ひ》やしてしまい、ベッドから降《お》りられるような患者のばあいには、危険な冷え込みの原因となりかねない。気候の温和なときや夏季などには、窓は大きく開け放《はな》っておいてもよいであろう。何ごとについてもそうであるが、こうしたことについては常識を働かさなければならない。寝室や病室の換気とは、たんに窓を真上《まうえ》まで上げるとか、真下《ました》まで下げるとかいうことを意味するものではない。ましてや、一定時間ごとに窓を開け、それ以外の時間は閉《し》めておくことなどではない。そんなことをすれば、患者を何回も温度の急激な変化という危険にさらすことになる。換気とは、要するに〔部屋の〕空気を清浄《せいじょう》に保《たも》つこと、それだけを意味するのである。

18　これを判定する適切な基準としては、朝、寝室あるいは病室から外気のなかへ出てみることである。そして再び部屋へもどったときに、すこしでもむっと感じるようであれば、換気は充分でなかったのであり、その部屋は病人にとっても健康人にとっても眠《ねむ》るに適していなかったのである。

19 学校

公立と私立とを問わず、学校の寄宿舎《きしゅくしゃ》など、おおぜいの子供や青年たちが同じ屋根の下で眠《ねむ》る施設においては、全室にわたって、この方法で空気の清浄度《せいじょうど》の検査を行なう必要がある。換気のまったくない部屋で二人が眠る危険にくらべると、同じ部屋に四人が眠る危険度はとても二倍などではすまず、六人となると三倍をはるかに超《こ》える危険度となる。このことに気づくひとはめったにいない。もし親たちが、子供が学校で受ける給食や教育の内容に神経を尖《とが》らせると同じ程度に、寮《りょう》の寝室の換気にも気を揉《も》むようであれば、当然この生命にかかわる重要事項に注意を注《そそ》ぐことであろうし、結果として子供の病気は減《へ》り、また、子供たちが猩紅熱《しょうこうねつ》などの「流行伝染病」による学校閉鎖で家庭にもどされるようなこともなくなるであろう。事実、これらの配慮が行き届《とど》いていて、いわゆる「学童伝染病」とは無縁な学校も存在するのである。

20 作業室

多くの工場、倉庫、授産所《じゅさんじょ》、作業所などの現状から、なんと数知《かずし》れぬほどの病気や死や悲惨が産《う》み出されていることであろう。貧しい縫製《ほうせい》工や印刷工、その他こういった職業の人びとが生活のために働く場所は、ほとんどのばあい、衛生状態の最も悪い町のどの一角よりも劣悪な衛生状態にある。もともと、これらの仕事場は、ほとんどそのような目的で造られてはいない。それらはふつう、安普請《やすぶしん》の家の屋根裏部屋や居間や寝室などを、いいかげんに改造したものであり、居住空間《スペース》や換気の点については何の配慮《はいりょ》もされていない。貧しい労働者たちは、およそこれ以上の過密状態は想像もできないほどぎゅうぎゅうに詰《つ》め込まれている。多くのばあい、労働者ひとりにつき百立方フィートの空間もあれば充分以上であると、雇用《こよう》者は判断するのであろう。湿気《しっけ》の多い不潔な空気を絶《た》えず呼吸することと、そういう空気が皮膚に及《およ》ぼす作用とによって、そこで働く人びとの寒さに対する抵抗力はいちじるしく低下してしまうが、この寒さに対する抵抗力の低下こそが、彼らが絶えずさらされている肺疾患《しっかん》という危険を警告するひとつの指標《しひょう》なのである。そして、それがために彼らはさらに部屋を暖めすぎたり、せっかく良い換気口になりうる隙間《すきま》をすべて塞《ふさ》いでしまったりして、自《みずか》らますます事態を悪化させてしまう。このような場所で、しかも無理な姿勢、運動不足、短い食事時間と栄養不足、長時間にわたる過酷《かこく》な労働、不潔な空気といった状況下にあって、彼らの大多数が胸部《きょうぶ》疾患、それもたいていは肺結核《けっかく》で若死《わかじに》するという事実は、これはいったい不思議といえるであろうか？　それに加えて、これらの作業場には〔酒類《しゅるい》の〕暴飲《ぼういん》という悪い習慣が共通して見られる。人びとは酒の力を借りなければ仕事をやりおおせず、それが彼らの健康のレベルを下げ、身持《みも》ちを崩《くず》させ、刻々《こくこく》と、早過ぎる墓場行きへと駆《か》り立てる。雇用《こよう》者がこれらを考慮することは稀《まれ》である。労働者たちととり交《か》わした雇用契約書には、健康的な作業室などという条項はどこにもない。雇用者は賃金を支払うことが雇用契約上の自分たち側《がわ》の責務のすべてであると考えている。そしてこの賃金と引き換《か》えに、男女の労働者たちは労働と健康と、そして生命を提供《ていきょう》しなければならないのである。

21　当世はやりの洋服店や婦人帽子《ぼうし》店に注文して作らせる紳士や貴婦人たちが、一度でも、こういう状況下で洋服や帽子が作られているなどと考えてみたことがあるだろうか？

22　また一方、その雇用主《こようぬし》にしても、けっしてそのような状況によって得《とく》をしているわけではな

空気検査計が絶対に必要

い。汚《よご》れた空気やガスの臭気《しゅうき》などのせいで、せっかくできた商品はそこなわれ、自分自身と家族の健康は害され、作業そのものも、健康な労働者に期待できるほどには能率が上がらない。今日《こんにち》では、工業用水としては、すべて硬水《こうすい》よりも純粋な軟水《なんすい》のほうがより経済的であることが広く認められているが、それと同じことで、工場や倉庫や作業場などでは、汚れた空気よりも清浄《せいじょう》な空気のほうが、結局は経済的であると判明する日がくるであろう。

23　アンガス・スミス博士の考案による空気検査計が、もっと簡便なものであれば、すべての寝室や病室に備《そな》えられて重宝《ちょうほう》するであろうに。もしこの空気検査計が温度計くらいの簡単なものであれば、ちょうど患者を入浴させるときに看護師が必ず温度計を持参すると同じように、看護師も母親も管理者も、病室や育児室や寝室に入るときは、必ずこの測定器を持参することになるであろう。しかし、これが実用に供《きょう》されるには、温度計と同じくらい単純にして小型でなければならず、かつこの両方とも自動記録式でなければならない。いまや看護師や母親たちの汚《よご》れた空気に対する感覚はいちじるしく鈍《にぶ》ってきているので、自分が、子供や患者や預かった人たちに、どんな空気を押しつけてきたかについては、完全に無感覚となっている。しかし、朝になって、この空気検査計の記録が、看護師と患者と巡回の管理者とに、夜間の空気の汚染度について動かぬ証拠をつきつけるとしたら、どうであろう。すこしは、この犯罪ともいうべき行為《こうい》の再発を予防する、安全弁《あんぜんべん》とならないであろうか？

24　そして、数《かず》多くの学童伝染病の発生源である、あのすし詰《づ》めの公立学校！　また数多くの肺結核《けっかく》の男女がここから墓場へ送り込まれる、あのすし詰めで換気の悪い作業所！　そこでこの空気検査計の記録は、はたして何を物語るであろうか⁉ 親たちは、いみじくもこう言うに違いない。「わが子をあの学校へはやるまい。わが娘わが息子は、あの洋服店あの帽子店の仕事場へは働きに出すまい。空気検査計が『きわめて不良』と示しているから……」と。そしてまた、あの名門を誇《ほこ》る寄宿《きしゅく》学校の学生寮などへは入れまいと！ そして猩紅熱《しょうこうねつ》も接触伝染《せっしょくでんせん》などのせいではなく、空気検査計が立証する「不潔」がほんとうの原因なのだとわかるであろう。

25 このようにしてわれわれが、これらの疫病《えきびょう》が、神にではなく、われわれの手に委《ゆだ》ねられていることを知った暁《あかつき》には、もはやわれわれは「神秘につつまれた天の定《さだ》め」とか、「疫病とペストが神の手に委《ゆだ》ねられている」とか、そんな言い草を耳にすることはなくなるに違いない。この小さな空気検査計は、われわれに「神秘のペスト」の原因を示すばかりではなく、その原因を除去《じょきょ》するよう迫《せま》ることであろう。

保温に細心の注意が求められるとき

26 注意深い看護師は、常に病人に眼を注《そそ》ぎつづけているが、とりわけ体力のない患者、病気の長びいている患者、衰弱《すいじゃく》した患者などのばあいには、体熱の産生《さんせい》能力の低下がもたらす結果を用心《ようじん》して見守る。ある種の病状においては、健康時よりも体熱の生成がはるかにすくなくなり、体温を保持するために体力を要求されるので、生命力の衰弱は刻々《こくこく》とすすみ、ついには死への転帰《てんき》をとることさえある。このような事態《じたい》が発生したばあいには、一時間ごとに、いや一分ごとにと言いたいくらいであるが、細心《さいしん》の注意をもって看護にあたらなければならない。患者の足先や脛《すね》にときどき手を当てて温度を確《たし》かめ、冷《ひ》え込みの徴候《ちょうこう》を見つけたばあいはそのたびに、湯たんぽ、暖めた煉瓦《れんが》、暖めたフランネル地などをあてがい、同時に温かい飲み物を与えるなどして、体温が回復するまで手当てを続けなければならない。また必要があれば暖炉《だんろ》の火に燃料を補給すべきである。病気がこのように重い状態になった患者は、そうしたごく単純な予防手段に対する注意不足のために、往々《おうおう》にして生命を落とす。看護師としてみれば、患者の食事、薬、ときに応じて指示される気付け薬《きつぐすり》などの効果を信頼しているのかもしれないが、患者は常に、外から与えられる熱がちょっと不足しただけで衰弱《すいじゃく》するものである。こうした事態《じたい》は季節を問《と》わず起こるもので、暑い夏の真盛《まっさか》りの頃《ころ》といえども例外ではない。このような致命《ちめい》的な冷え込みは、二十四時間中でいちばん気温が低く、かつ前日の食事が与える効力も使いつくしてしまった、明《あ》け方に最も起こりやすい。

27 一般的に言って、衰弱《すいじゃく》している患者は、夕方よりも明《あ》け方に寒さにやられると考えてよい。明け方には生命力もぐっと低下する。患者が夜半《よなか》に発熱して手足が熱いようなときには、ほぼ確実に、明け方には寒気《さむけ》を覚《おぼ》えて慄《ふる》えているはずである。しかし看護師は、とかく夜分には手まめに湯たんぽを暖めるが、朝になって忙《いそが》しくなると手を抜《ぬ》くのである。私ならそれとは逆に行なうだろう。

湯たんぽ

28 湯たんぽの効果を二十四時間も保《も》たせようなどと横着《おうちゃく》をして、湯たんぽに熱湯を注《そそ》いで患者の足元に入れるような看護師は、いったいどういう頭脳《あたま》の持ち主であろうか。言うまでもなく、それに触《ふ》れるたびにその熱さで病人は目を覚《さ》ます。頭に血がのぼる。足は触《ふ》れると痛むようになる。それればかりでなく、そういう看護師は、湯たんぽが冷《ひ》えきってしまった後も、それをベッドのなかに放置しておくのである。湯たんぽは、素手《すで》で触れて心地《ここち》よく感じる程度以上

寒くするのが換気ではなく、新鮮な空気の採り入れは部屋を冷やすためではない

の温度であってはならない。八時間以上の保温効果など期待してはいけないのである。ブリキ製の湯たんぽは熱すぎたり冷《つめ》たすぎたりする。磁器《じき》製の湯たんぽが最高であるが、ゴム製もよい。しかしゴム製のものも、不注意な看護師に扱《あつか》われると、熱湯を入れたり、栓《せん》の締《し》め方が不充分だったりして、ベッドのなかに湯を噴《ふ》き出させ、惨事《さんじ》をまねくことがある。

29 これらのことの総《すべ》ては、常識と気づかいとを必要とすることなのである。しかも看護という仕事ほど、ほんの些細《ささい》なことひとつで常識のなさが露呈《ろてい》されてしまう仕事は、ほかに類《るい》がないと思われる。

30 今日《こんにち》ふつうに行なわれている看護技術は、神が定《さだ》められた病気というもののあり方、すなわち回復過程を、わざわざ逆《ぎゃく》もどりさせるような性質を持っているようにさえ思われる。

31 このよい例が、「寒気《かんき》」と「換気《かんき》」のとんでもない混同《こんどう》であり、かなりの教育を受けた人びとでさえこの間違いを犯《おか》している。部屋を寒くすることがすなわち換気では、絶対にない。また部屋を換気するために部屋を冷《つめ》たくする必要もまったくない。ところが、困ったことに看護師は、病室が息苦しくなってきたことに気づくと火を消してしまって、それが結果的には換気を妨げて、いっそう部屋を息苦しくしてしまったり、あるいは、火の気もなければ開いた窓もない隣《となり》の空《あき》部屋に通じるドアを開けて、その冷《ひ》えきった空気を入れて換気を促《うなが》そうとしたりする。しかし、患者にとって最も安全な空気とは、温度が極端に高過ぎたり低過ぎたりするときは別として、適切に火が焚《た》かれていてしかも窓が開けられているときの空気なのである。（しかし、いまだかつて看護師にこれを理解させることに成功したためしはない）。通風口《こう》のない

小部屋の換気には、大きい部屋の換気よりも、当然のことながら、いっそうの注意が必要である。

32 病院にいる病人のばあいはもとより、在宅《ざいたく》の病人のばあいも、室内で立ち止まっているときに微《かす》かな風の動きが頬《ほほ》に感じられるくらいでなければ、看護師はその部屋の空気の清浄度《せいじょうど》について満足してはならない。

吹き抜け風

33 しかし、窓を開けることには大騒《さわ》ぎして反対する看護師が、まことにおかしなことに、危険きわまる風の吹抜《ふきぬ》けの防止についてはまるで無頓着《むとんちゃく》、ということがよく見受けられる。病室あるいは病棟のドアは、人の出入りや、重い荷物の運搬などのために、開け放《はな》して《おかなければならない》ことも多い。注意深い看護師であれば、窓を閉《し》めるまではドアを閉めておき、それから、つまり窓を閉める前ではなく閉めたあとでドアを開けるようにして、ベッドの上に身を起こしている汗びっしょりの病人が、開いたドアと窓の間を吹き抜ける風に、直《じか》にさらされるようなことのないように気を配《くば》るであろう。もちろん、病人が清拭《せいしき》を受けていたり、なんらかの理由で肌《はだ》をさらしているようなときには、けっして開いた窓やドアからの吹抜《ふきぬ》け風にあててはならない。

34 愚《おろ》かな女性が、その愚かさのゆえに、病人にとっての生命の源泉《げんせん》——すなわち新鮮な空気——を悪者に仕立《した》てているのを見ると、心底《しんそこ》から憤《いきどお》りを覚《おぼ》えないではいられない。胸部や咽喉《いんこう》の発作《ほっさ》が起こるのは、ベッドを離れるときに必要な予防策を看護師が怠《おこた》って、冷《つめ》たい風が吹き込むにまかせた部屋のなかで、患者をスリッパも履《は》かずフランネルの下着や部屋着もつけずに動きまわらせたりする結果であることは、まず間違いないであろう。ある病棟には、そこに患者を寝かせると必ず「ドアからの吹抜《ふきぬ》け風」で気管支炎《きかんしえん》をひき起こす特定のベッドがあって、もうお手上げだと言われている。いったいなぜ、そこにドアから吹抜け風が吹き込まねばならないのか？　もし吹き込むとしても、なぜわざわざ病人を襲《おそ》わねばならないのであろうか？　衝立《ついた》てのようなものはないのであろうか？　もしそのベッドの位置では風を防《ふせ》げないのであれば、なぜベッドを移動しないのであろうか。同じことが家庭の病室でもしばしば起こっている。不注意な看護師は、患者の寝ている一方の側《がわ》の窓を開け放《はな》しにしたままで、もう一方の側のドアを開けたりする。ドアを開ける理由はあるとしても、そのときには窓を閉《し》めることも可能だなどとは、彼女は思いもつかない。彼女はよく病室に入ってくると出て行くまでドアを開け放しておくが、これは自分の無知を皆《みな》の前にさらすためにそうしているとしか考えられない。また身体《からだ》を拭《ふ》いている患者や寝衣《ねまき》のままで起き上がっている患者などの、真上《まうえ》にある天窓《てんまど》を開け放しにしておいて、「天窓が開いていたせいで、風邪《かぜ》をおひきになりました」と言ったりもする。その患者が風邪をひいたのは、彼女の無思慮《むしりょ》のせいにほかならないのである。病人の肌《はだ》が剝《む》き出しになっているときに、ドアを開け放《はな》しておいたり、病人の真上の窓を閉めなかったりすること、これはどちらも換気とはいえない。まさに不注意そのものというべきである。

夜気

35 もうひとつの途方《とほう》もない誤《あやま》り、それは夜気《やき》に対する恐怖である。いったい夜気のほかに、われわれが夜間に呼吸できる空気があるのだろうか。問題は、屋外《おくがい》からの清浄《せいじょう》な夜気を選ぶか、それとも、室内の汚《よご》れた夜気を選ぶかにある。たいていの人は後者を選ぶが、理由《わけ》のわからない選択である。われわれがかかる病気の半分は、窓を閉《し》め切って寝る人たちによって引き起こされていることが事実だと証明されたら、その人たちはなんと言うであろうか。一年のうちほとんどの夜は窓を開けることにしておいても、なんの害も起こりえない。これは病気の回復に陽光が不要であるなどと言っているのではない。大都市においては、往々《おうおう》にして二十四時間を通じて空気は夜気《やき》が最高であり最も清浄《せいじょう》である。私は、街《まち》なかでは、病人のためには、むしろ夜間よりも昼間に窓を閉《し》めておくというほうが、まだ納得できるくらいである。煙はないし、静かだし、あらゆる条件から見て、患者の部屋を換気するのに最良のときは夜なのである。結《けっ》核《かく》と気候に関する医学の最高権威者のひとりが、いつか私に教えてくれたが、ロンドンの空気は、夜十時過ぎが最も良いということであった。

36 夜間に窓を開けておくことが危険なのは、屋内《おくない》よりも屋外《おくがい》の空気のほうが汚《よご》れているばあいだけである。これは建《た》て込んだ裏庭であるとか、マラリアの発生地であるとか、気温が急激に下がる時間帯などのばあいである。しかしマラリアの流行地方であっても、薄《うす》いガーゼなどのカーテンを張って外気を入れるならば、マラリアの予防になることが知られている。

空気は戸外から採り入れること
窓は開け、ドアは閉める

37 このようなわけで、できるだけ部屋の空気はいつも屋外《おくがい》から採《と》り入れることにしよう。窓は開けるために、ドアは閉《し》めるために作られたもの、——これが正しいのであるが、どうもはなはだ理解困難のことのようである。私はある注意深い看護師を知っているが、彼女でさえドアを通《とお》して患者の部屋の換気をしているのを見たことがある。しかもそのドアの近くには二つのガス灯（これは一灯が十一人分もの空気を消費する）と台所と廊下《ろうか》とがあって、そこには、換気されたこともなくガスや塗料の悪臭《あくしゅう》に満ちて汚《よご》れきった空気が澱《よど》んでおり、さらにその空気は、不備《ふび》な流台《ながし》からくる下水溝《げすいこう》の空気を合流させて、階段の吹抜《ふきぬ》けを絶《た》えず上がっていき、患者の部屋へ絶え間なく流れ込んでいた。その部屋のばあい、窓を開けさえすれば換気は充分に行なえたのである。あらゆる部屋は戸外《こがい》からの空気で換気すべきである。廊下も同じである。もっとも、病院においては、廊下はすくなければすくないほどよい。

38 煙（けむり）

室内の空気を外気と同じく清浄《せいじょう》に保《たも》とうとするのであれば、言うまでもないことであるが、〔暖炉《だんろ》の〕煙突《えんとつ》を燻《いぶ》らせてはならない。煙突の燻《いぶ》りはほとんどのばあい、上部からでなく下部から改善できる。ただたんに火に空気を供給《きょうきゅう》する入口をつけてやるだけでよいことも多い。すなわち、空気の入口がないので煙突の上部からの空気でやっと燃えているようなばあいである。一方、不注意な看護師の手にかかると、あらゆる煙突は燻《いぶ》りだしかねない。彼女はすぐ火力を弱らせてしまい、おまけにその上を石炭で被《おお》ってしまう。それは彼女が労《ろう》を惜《お》しんでいるからではなく（というのは、患者に対する不親切によることは、ほとんどないからである）、自分のしていることについて考えようとしないからである、と私はかたく信じている。

39 病室内で湿ったものを乾かさないこと

看護の目的の第一は患者が呼吸する空気を外気と同じく清浄に保つところにある、という原理を理解したからには、次のことを忘れてはならない。すなわち、患者の身体《からだ》はもちろん、それ以外のものでも、およそ室内にあって臭気《しゅうき》を放《はな》つものはすべて、それら臭気を患者が吸う空気のなかに発散《はっさん》させているということである。だから、部屋のなかには、患者自身は別として、臭気《しゅうき》や湿気《しっけ》を発散《はっさん》するものは何物も置《お》いてはならない。たとえば湿《しめ》ったタオルのようなものであるが、これが部屋のなかで乾《かわ》くということは、とりもなおさず、その湿気が患者の吸う空気のなかに入っているということである。しかしながら、この「当然至極《しごく》なこと」が、あたかも時代遅《おく》れの作り話かなんぞのように、まるで人びとの念頭《ねんとう》にのぼってこない。患者の部屋では絶対に何も乾《ほ》してはならないこと、患者の暖炉《だんろ》では絶対に煮炊《にた》きなどすべきではないこと、このことを身をもって実践している看護師はなんと稀《まれ》なことであろうか。もっとも実際には、設備上の問題があって、この原則を守れないこともよくある。

40　たいへん注意深い看護師でさえも、患者がベッドから出られるようにはなったが部屋からはまだ出られないようなとき、シーツを大きく広げ、掛け物をひっくりかえして、患者のベッドに空気を当《あ》てようとしたりする。さらに彼女は、湿《しめ》ったタオルやフランネル類を、タオル掛けの上にていねいに広げて乾《かわ》かしたりする。このばあい、掛け物もタオルも、乾きもしなければ空気を通《とお》したことにもならないか、あるいは、乾いたとしても、それは患者の呼吸する空気のなかへ湿気や臭気《しゅうき》を追い出し発散させたにすぎないか、どちらかである。湿気《しっけ》と悪臭《あくしゅう》とが、患者をとりまく空気中にあるのとベッドのなかにあるのとでは、どちらがより患者を害することになるか、その判断はあなた方にお任《まか》せしよう。私には決《き》められないからである。

排泄物からの悪臭

41　人は健康なときでさえも、自分が呼吸している部屋の空気を繰《く》り返し呼吸して、なおかつその害を受けずにいることはできないものである。それは、空気中には肺や皮膚から出る健康に有害な物質が多量にあるからである。病気のときには身体《からだ》から出るものの有害度と危険度がさらに高いので、その悪臭《あくしゅう》を追い出すために空気を大量に入れ換《か》える必要があるが、そればかりでなく、患者の排泄《はいせつ》した汚物《おぶつ》はすべて直《ただ》ちに室外へ持ち出さなければならない。それは患者が出す発散《はっさん》物より以上に有害だからである。

42 排泄物の発する悪臭《あくしゅう》の致命《ちめい》的な悪影響ということが、もしこんなにいつも等閑《なおざり》にされているのでなければ、あらためて述べる必要はなかったであろう。便器《べんき》をベッドの垂《た》れ布の陰《かげ》に隠《かく》すこと、なんと、これで付添《つきそい》看護において患者の安全に必要な予防手段はすべて講《こう》じたと思われているらしい。そのベッドの下の空気について、ほんの一瞬《いっしゅん》でも考えてみたことがあるだろうか。生《なま》暖かい蒸発《じょうはつ》物がマトレスの裏側に浸《し》みこんでいく様子を思い浮かべるだけで、慄然《りつぜん》として恐怖を覚《おぼ》えるに違いない！

蓋(ふた)付きでない寝室用便器

43 《蓋《ふた》のない》寝室用便器《べんき》は、どんな種類のものであっても、病人の部屋でも健康人の部屋でも、例外なく使用を中止すべきである。蓋《ふた》付きの便器を使ってその蓋の裏側を調べてみれば、この絶対原則の必要性はすぐに確信できるであろう。便器が空《から》でないかぎり、濃縮《のうしゅく》された不快な湿気《しっけ》が水滴《すいてき》となってそこを被《おお》っているはずである。蓋がなかったら、その不快きわまる湿気はいったいどこへ行くのであろうか？

病室を下水溝にしてはならない

44 しかし一方、この必要不可欠《ふかけつ》な蓋《ふた》をつけることによって、二十四時間に一度、つまりベッドを整《ととの》えるときに持ち出す以外は便器を空《から》にしないで病室に放置《ほうち》するという、恐るべきやり方が習慣化してしまうようなことは、絶対にあってはならない。確《たし》かに、こんなことは起こりえないと思われるであろう。ところが、最も優秀で最も気の付く看護師たちでさえも、こうした過《あやま》ちを犯《おか》しているのを、私は見たことがある。実際また、ある患者は十日間もひどい下痢《げり》が続いていたのに、看護師（非常に優秀な）はそれを知らなかった。そしてその理由は、室内用便器（蓋付《ふた》き）が二十四時間に一度だけ、しかも毎日夕方にベッドを整《ととの》えにやってくる女中《メイド》の手によって空《あ》けられていたからである、という実例を私は知っている。それはまるで、部屋の真下《ました》に下水溝《げすいこう》があるのと変わらないし、また水洗便所は一日一回流せばよいと考えるのと、まったく変わらない。つけ加えておくが、便器と同時に《蓋《ふた》》のほうも充分にすすぎ洗いをするよう、気をつけること。

45 この種のことを、「自分の仕事ではないから」と言って、患者のために行なうことを拒否するような看護師がいれば、看護はそのひとの天職などではない、と私は申し上げたい。私はある外科の「看護師長」たちが——この婦人たちは週に二、三ギニー(1)も得られるほどの技術をもつ人びとであった——床《ゆか》を這《は》いまわって磨《みが》き洗いをしているのを見たことがあるが、その理由は、このままではとても患者を入れるわけにはいかないから、というものであった。私としては、看護師たちに床《ゆか》洗いをせよ、と要求するつもりはさらさらない。それは能力の浪費《ろうひ》というものである。しかし、この看護師長たちこそ、本当の天職としての看護師であったのだ、と私は言いたい。すなわち彼女たちは、まず患者のために何をなすべきかを第一に考え、次に自分の「役目」は何かをひたすら考えている。一方、現《げん》に病人が被害を受けているというのに、これをしてくれる女中《メイド》を待ち、あれをしてくれる雑役婦《ざつえきふ》をあてにしているような女性は、自分のなかに看護師としての《素質《そしつ》》を欠《か》いている。

46 患者用の便器《べんき》の素材《そざい》は、陶器《とうき》か、あるいは木製のばあいは充分に磨《みが》きあげてワニスを塗《ぬ》ったもの、この二つだけである。旧式のあの不快きわまる室内便器の蓋《ふた》は、まさに疫病《えきびょう》の培養器《ばいようき》である。そこには不潔物が浸《し》み込んでおり、たとえ磨《みが》き洗いをしても、ただ不潔物を滲《にじ》み出させるだけである。常に清潔に保《たも》てるという理由で、私は陶器の蓋のほうが良いと思う。もっとも今では、さまざまな新しい良い製品がある。

汚水桶は廃止する

47 汚水桶《おすいおけ》(2)は絶対に病室内に持ち込んではならない。便器は必ず直《ただ》ちに便所に持っていって空《から》にし、便所ですすぎ洗いをしてから部屋にもどすこと。これは鉄則《てっそく》であるが、とりわけ家庭では厳守すること。便所には必ず、すすぎ洗いのための水と水栓《コック》の設備がなければならない。それがないときは、すすぎに使う水を便所まで運ぶべきである。これは私がこの眼で見た例であるが、ある家の病室では、便器の中身《なかみ》を足浴《そくよく》用バケツに空《あ》けて、すすぎもせずに、そのままベッドの下におさめていた。こんなことをするのと、病室の《なかで》すすぐのと、いったいどちらがより不潔か、私には決《き》めかねる。今や最良の病院においては、汚水桶の病棟内への持ち込みは禁止されており、また便器は直《ただ》ちに適切な処理場に運び、そこで空《から》にしてすすぎ洗いをする規則になっている。家庭でもこうありたい。

燻蒸剤

48 空気を浄化《じょうか》するために燻蒸剤《くんじょうざい》や「消毒薬」などの類《たぐい》に頼《たよ》るようなことは絶対にやめよう。臭《にお》

---

(1) ギニー [guinea] 英国の貨幣単位のひとつで二十一シリングに相当するが、とくに医師や弁護士などへの謝礼に常用される。

(2) 汚水桶 [slop-pail] 室内用の洗面台の下などに置いて、使用後の汚水を捨てておく桶。

いではなく、もとの不潔物を除《のぞ》かなければならないのである。ある有名な医師はある日、こんな話で講演をはじめた。「皆《みな》さん、燻蒸剤《くんじょうざい》はすこぶる重要であります。それは不快な臭《にお》いを発《はっ》散《さん》して、皆さんに窓を開けさせるからです」。消毒薬の発明にあたっては、かならず「不快な臭《にお》い」を添加《てんか》して、使ったなら窓を開けざるをえないようにしていただきたいと思う。そうすれば、それも有用な発明となるだろう。

二、住居の健康* Health of Houses

住居の健康についての五つの基本的要点

1 住居の健康を守るためには、つぎの五つの基本的な要点がある。

1 清浄《せいじょう》な空気
2 清浄な水
3 効果的な排水
4 清潔
5 陽光

これらのどれを欠《か》いても住居が健康的であるはずがない。そして、これらに不備《ふび》や不足があれば、それに比例して、住居は不衛生となる。

馬車の衛生

* 馬車の衛生、とくに有蓋(ゆうがい)馬車の衛生状態の問題は、ここで述べるほど一般的な重要性を持っていないので、ざっと述べる。子供たちは、彼らはいつでも衛生状態についての最も鋭敏なテストであるが、有蓋馬車に乗るとたいてい酔ってしまう。そのことは彼らにとってかえって好都合に働く。いつも有機物が浸み込んでいる馬の毛を詰めた座ぶとんと背もたれがついており、馬車置場のカビ臭い空気を入れ換えもせず、しかも窓を閉め切った有蓋馬車は、人間の容れ物のなかで最も不健康なもののひとつであり、そんなもので遠乗りに出かけて外気を吸おうなどという考えは、

およそ非常識だからである。アンガス・スミス博士は、時速三十マイルで走っている列車の混んだ客車は、強い臭気を発する下水道と同じくらい、あるいは、マンチェスターの最も不衛生な通りからさらに入った、最も不衛生な路地の一角にある裏庭と同じくらいの不衛生さであると述べている。

一、清浄《せいじょう》な空気を採《と》り入れるには、住居の構造そのものが、外気が家のすみずみにまで容易に入ってくるようになっていなくてはならない。建築業者たちは、まず絶対にこのことを考慮しない。彼らが家を建てる目的は、あくまでも投資する資金に対して最大の利潤《りじゅん》をあげるところにあって、居住者の医療費を安くするところにはないからである。しかし、もし居住者たちがもっと賢《かしこ》くなって、非健康的な構造の住居に住むことを拒《こば》むようにでもなれば、また生命保険会社が会社の利益をよくよく考えたすえ、衛生調査員を雇《やと》ってお得意《とくい》様たちの家を調査する制度を採用するようなことにでもなれば、儲《もう》けに聡《さと》い建築業者たちは、たちまち正気にもどるであろうに。しかし現実には、彼らはいちばん安上《やすあが》りな家を建て、また、その家に平気で住むような愚《おろ》かな人びとが、いつの世にも存在するのである。そして、そのうちに家族がつぎつぎと死んでいったとしても、実際これはよくあることなのであるが、それについては誰《だれ》も非難はされず、「神の摂理《せつり》」といわれ、それですまされてしまう。また、誤《あやま》りを教えこまれた医師たちは「流行伝染《でんせん》病」にだけ非難を向けてしまい、こうした間違った考え方を助長《じょちょう》さえしている。建築構造に欠陥《けっかん》のある病院が入院患者を害すると同じように、建築構造に欠陥のある住居は健康な人間を害する。家のなかの空気の沈滞《よどみ》が保証つきとなると、その当然の結果として、病気の発生もまた保証つきとなる。

清浄な水

3 二、昔に比《くら》べれば、家々《いえいえ》への清浄《せいじょう》な水の給水ははるかに普及《ふきゅう》してきた。衛生改善の必要性を唱《とな》えて、その運動に力を注《そそ》いできた衛生改革家たちのおかげである。ほんの二、三年前までは、ロンドンの大部分の地区においては、下水と便所の排水とによって汚染《おせん》された〔井戸〕水が使われていたのである。幸いにもこれは改善された。しかし国内の多くの地区では、今でも非常に不潔な井戸水が家庭用水として使われている。そして、ひとたび伝染《でんせん》病が発生すると、ほとんど確実に罹患《りかん》するのは、そうした水を使っている人びとなのである。

下水溝

4 三、ロンドンでほんとうに完全な排水ができている家がどれくらいあるかを、視察して突き止めてみたいものである。多くの人びとは、全部あるいは大部分が完全な排水ができているに違いない、と答えるであろう。ところが、それでは良い排水の条件は何かということになると、多くの人びとには何の考えもないのである。彼らは道路の下水溝《げすいこう》と、各住居からそれに連《つな》がる排水管とがあれば、それで完全な排水であると信じている。ところが、ただそれだけでは、その下水溝が、そこから伝染病と不健康とを蒸留《じょうりゅう》しては家のなかへ送りこむ化学工場になることも充分ありうるのである。通気口《つうきこう》のない下水溝に防臭弁《ぼうしゅうべん》と通気口のない排水管が直結しているような住居は、健康的ではありえない。それが便所からのものであれ台所の流台《ながし》からのものであれ、あるいは蓋《ふた》つきの下水溜《だめ》からのものであれ、排水管に防臭弁と通気口とがなければ、まさに非健康的なのである。防臭弁のない下水溜《だめ》たったひとつのために、宏壮《こうそう》な邸宅の住人たちの間に熱病や敗血《はいけつ》病が蔓延《まんえん》することもあるのである。

下水溜

5 よく見かける長方形の下水溜《だめ》は困った厄介《やっかい》者である。石の大きな表面は常に湿《しめ》っており、絶《た》えず空気中へ湿気《しっけ》を発散《はっさん》させている。家じゅうあるいは病院じゅうに下水溜《だめ》の臭気《におい》をただよわせている家や病院がたくさんあるのを、私は知っている。また私は、あるロンドンの大邸宅の裏階段室を、下水溜からの空気が奔流《ほんりゅう》のごとくに這《は》いあがっていく有様《ありさま》に出会ったことがあるが、かつてスクタリ(1)でも同じことを経験した。その邸宅では、各部屋はドアを開けて換気し、廊下《ろうか》は窓を閉め切《し》って換気していなかったのだが、これではまるで、下水溜からの空気をできるだけ多量に寝室に導《みちび》き入れて、かつそこに溜《た》め込もうとするようなものではないか。驚くべきことである。

6　住居の構造のうち、もうひとつの大きな害悪となること、それは家の真下《ました》に下水管を通すことである。こうした下水管はけっして安全ではありえない。あらゆる住居の下水管は、外壁《がいへき》の外側で始まり、そしてそこで終わるべきである。多くの人びとは、理論としては、こうしたことの重要性を即座に認めるであろう。しかし、自分たちの家族の病気の原因として、こうしたことを理論的に考え追究する人の、なんと少ないことか！　現実問題として、猩紅熱《しょうこうねつ》や麻疹《はしか》や天然痘《てんねんとう》などが子供たちの間に発生したとき、人びとが真《ま》っ先《さき》に考えることは、いったいその子供たちは「どこで」その病気に「かかった」のか、ということではないだろうか。両親たちはすぐさま胸のうちに、自分たちが交際してきた他所《よそ》の家族の顔触《かおぶ》れを思い出す。この災禍《わざわい》の原因をわが家のうちに求め、検《しら》べてみようなどとはけっして思わない。隣家《りんか》の子供が天然痘にかかったとき、最初に抱《いだ》く疑問は、その子は種痘《しゅとう》を受けていたのだろうかというものである。誰《だれ》も種痘を軽視したりはしないのはもちろんであるが、もし災禍《わざわい》の原因が家のなかにあるにもかかわらず、人びとの眼を家の外に向けさせているとしたら、種痘が社会に与えた利益も考え直さなければならないことになってしまう。

7　四、住居の内外の清潔が保《たも》たれていないと、せっかくの換気もあまり役立たなくなる。ロンドンの不潔な地区に住む貧しい人びとは、何と、不快な臭気《におい》が家に入り込んでくるという理由で、窓や戸の開放に反対したものである。金持ちたちは、とかく馬小屋や塵芥《ごみ》捨て場などを住居の近くに置きたがる。それにしても、こうしたものが家の周囲《まわり》にたくさんあると、窓は開けておくより閉《し》めておいたほうがずっと安全といった事態も生じかねない、ということには思い至らないのであろうか？　窓の下に馬糞《ばふん》を山と積《つ》んでいながら、家のなかの空気を清浄《せいじょう》に保《たも》てるはずがない。ところが、これがロンドンでは当たり前のことなのである。それでいながら人びとは、子供たちを広くて「換気の良い」育児室や寝室で育てたのに小児伝染病にかかる、と言って驚いている。子供の健康に関する自然の諸法則を学んでさえいれば、そんなに驚くことはない。

8　汚物《おぶつ》の山積みだけでなく、家のなかを不潔物の溜《たま》り場にするものがほかにもある。何年も張り替《か》えない古い壁紙《かべがみ》、汚《よご》れた敷物《しきもの》、清掃されない家具、これらは地下室に馬糞《ばふん》の山を置くのと同じくらい、空気を不潔にする立派な原因となる。世の人びとは、受けた教育や習慣のせい

（1）スクタリ〔Scutari〕　トルコの都市イスタンブール（コンスタンチノープル）の一部の地名。クリミア戦争中は、ここに英国陸軍の野戦病院が設置された。ナイチンゲールの傷病兵救護活動はここを中心に展開された。

で、住居の健康法には無関心で、そんなことは考えもしない。そして、すべて病気は当然の成《な》り行《ゆ》きと受けとめ、「神の御手《みて》のもたらすもの」として「身を委《ゆだ》ねて」しまう。また、たとえ家族の健康を守ることを自分の義務として考えることはあっても、さてそれを実施しようとなると、必ずといってよいほど、いろいろな「怠慢《たいまん》と無知」に負《ま》けてしまい、元の木阿彌《もくあみ》になってしまう。

陽光

9 五、陽光の入らない暗い家は、例外なく不健康な家であり、空気の汚《きた》ない家であり、不潔な家である。光が射《さ》さないと、子供たちの成長は遅《おく》れ、るいれき、くる病などがはびこる。

10 暗い家に住んでいる人びとは健康を失い、ひとたび発病すると、その家で暮らしているかぎりは回復は不可能である。これについては、後の章で詳しく述べるつもりである。

住居の健康管理について、よくある三つの誤り

11 住居の健康管理にまつわる「怠慢《たいまん》と無知」にはいろいろあるが、そのうちの三つをここに具体的にあげておこう。（1）およそ建物を管理する女性の責任者たちは誰《だれ》も、自分の眼で建物のなかを毎日すみずみまで見回《みまわ》る必要があるとは考えていない。責任者である彼女がそんな有《あり》様《さま》では、どうしてその下で働く人びとに対して、住居を健康に保《たも》つために自分よりいっそう注意深くあれと望むことができようか。（2）空《あき》部屋についても換気と陽光と清掃とが絶対に必要であるとは考えられていない。これは衛生を保《たも》つためのいちばんの基礎の無視であり、あらゆる種類の病気について、その発生の準備をしているようなものである。（3）窓、それもたったひとつの窓を開ければ部屋の換気は充分だなどと考えられている。あなた方はいままでに、暖炉《だんろ》のない部屋に入ると例外なくむっとしていることに気づいたことはないであろうか。

それでもあなた方は、暖炉があっても、その煙突《えんとつ》に蓋《ふた》をするばかりでなく、茶色の包装紙の束《たば》か何かを煙突の入口に詰《つ》め込んで、これは煤《すす》の落下を防ぐためだ、と言ったりするのであろうか。煙突が汚《よご》れているのなら掃除をすればよい。開口部ひとつだけで部屋の換気ができるなどと思ってはならない。部屋を閉《し》め切っておけば清潔を保《たも》てるなどと思ってはならない。閉め切っておくことは、まさに、部屋およびそのなかにあるものいっさいを汚《けが》すためには最適の方法なのである。あなた方が責任ある立場にありながら、自分でこれをくまなく見回って歩きもしないで、下に働く人たちが自分以上に注意深いだろうなどと思ってはならない。今の世の中の女主人たちの役目は、召使《めしつか》いについて愚痴《ぐち》をこぼしたり彼らの弁解《べんかい》を受け入れたりすることであって、彼らに、どうすれば愚痴も言われず弁解もしなくてすむかを示すことではないようである。

12 責任者は、住居の衛生について配慮すること、自身で実行するだけでないこと

ところで、これらすべてに気を配《くば》るといっても、それは、自分ひとりですべてを実行するという意味ではない。「私はいつも窓という窓を開けておくのですが」と責任者たちはよく弁解する。もしあなた方がそれを実行しているとしたら、それは確《たし》かに、まったく実行しないよりは、はるかにましであろう。しかしあなた方は、自分自身で行なわないときにも確実にそれが行なわれるようにできないものであろうか。あなたがその場を離れたとたんに事態《じたい》が逆《ぎゃく》もどりするようなことが、絶対にないようにできないものであろうか。これこそ「責任を持っている」ということの意味なのである。そしてこれは非常に重要な意味を持っている。前者は、たんにあなたが自分自身の手でできることだけが行なわれることを意味しており、後者は、しな

ければならないことが、あなたがいようといまいと、いつも行なわれるということを意味している。

13 **神はこれらのことを、それほど重大に考えておられるのか？**

さて、あなた方は、ここに述べたことをつまらないこと、あるいは少なくとも大袈裟《おおげさ》なことだと考えるかもしれない。しかし、あなたがどう「考える」とか、私がどう「考える」とかは、実はたいして重要なことではない。神がそれをどう考えられるかに眼を向けようではないか。神は常《つね》に自分の方法の正当性を証明される。われわれは「考える」のであるが、神は以前から教えつづけておられるのである。私は、たいそう立派な邸宅の住人が、最悪の病院におけると同じくらい酷《ひど》い病院敗血《はいけつ》症にかかった例を、いくつか知っている。しかもその原因は共通しており、ほかでもない不潔な空気なのであった。しかし誰《だれ》もこのことから何の教訓も得なかった。ただのひとりも、このことから《何ひとつ》学びとらなかったのである。ここの住人たちは、こう《考えて》いた、すなわち――患者は親指をひっ掻《か》いて傷《きず》つけたのだとか、「召使《めしつか》い全員」が「瘭疽《ひょうそ》」にかかるとは珍《めずら》しいとか、「今年はいろいろなことが起こって、家にはいつも病人がいる」などと考えたのである。これは人びとが好んで使う思考の型《タイプ》である。このような思考法では、その「瘭疽《ひょうそ》」がなぜ皆《みな》に一斉《いっせい》に起こったのか、その原因を明らかにすることにならないばかりか、原因を考えることすべてを抑《おさ》えつけてしまうことになる。「病気」が「いつもそこにある」とか、「そこに」あって当然とかいうのは、いったいどういう考えなのであろうか？

14 **神は自分の法則を**

その大邸宅に発生した病院敗血《はいけつ》症の原因は何であったか？　まず、下水溜《だめ》が不適切な場所に

どのように実行されるか？

設置されており、一方、念入りに各室のドアをすべて開けて廊下《ろうか》の窓をことごとく閉《し》めていたために、その下水溜を通《とお》して下水溝《こう》の空気が部屋という部屋にくまなく流れ込んでいた。また汚水《おすい》はバケツに捨てられたままであった。――便器《べんき》も一度としてきちんとすすがれたことはなく、寝室用便器などは汚れた水ですすがれていた。――そればかりでなくベッドの寝具類は敷《し》きっぱなしで、ほこりを払うこともなければ乾《ほ》すこともせず、交換もされていなかった。敷物《しきもの》もカーテンもいつもかびていた。家具には埃《ほこり》がたまり、壁紙《かべがみ》には汚《よご》れが浸《し》み込んでいた。――床《ゆか》掃除もされたことがなく、空《あき》部屋は閉《し》め切りで、陽《ひ》も入らなければむろん掃除も換気もされていなかった。――食器戸棚などは常時不潔な空気の貯蔵場であった。――夜ともなれば、窓という窓はいつも堅《かた》く閉《と》ざされていた。――日中といえども、窓が決まった時間に開かれることはけっしてなかった。あるいは開いて当然の窓さえ開かなかった。これらのことが敗血症発生の原因なのである。息苦しくなった住人たちは、それぞれ自分で窓を開けたかもしれない。しかし召使《めしつか》いたちは、「窓は開けてドアは閉《し》めなさい」とは教えられていなかった。あるいは彼らは、風通《かぜとお》しのよい庭へ向いた窓ではなく、高い壁《かべ》に囲《かこ》まれた湿《しめ》っぽい狭間《はざま》に向いた窓を開けてしまったり、室内の空気を新しくしようとして、わざわざ換気のまったくない広間《ホール》や廊下《ろうか》に面したドアを開けてしまったりしたのである。これらはすべて架空《かくう》の物語などではなく、事実なのである。かの荘麗《そうれい》な邸宅では、ひと夏に三人の病院敗血症の患者を出した。ひとりは静脈炎で、あとの二人は咳《せ》嗽《き》のひどい肺病であった。いずれも不潔な空気が《直接原因の》病気である。温暖な気候の土地で、住居が冬季に較《くら》べて夏季のほうがいちだんと非健康的になるよ神は自分の法則をどのように教えられるか?

うなばあい、それは何か悪いことの起こる前兆《まえぶれ》なのである。しかしここから誰《だれ》も教訓《きょうくん》を得ようとはしない。まさしく神は常に自然の法則が正当であることを示されている。神が教えておられるのに私たちは学ぼうとしないのである。哀《あわ》れにもある人は指を喪《な》くし、またある人は生命を落とす。しかも、いずれも簡単に防ぎうる原因によるのである。

15 神は確《かく》とした自然の法則を定《さだ》めておられる。私たちが責任（非常に濫用《らんよう》されている言葉であるが）を果《は》たすことができるのは、神がその法則を全《まっと》うし実現されるからである。というのは、私たちは自分でその結果をはっきり予想できないような行為《こうい》に対して——すなわち神がその法則を全うするかどうかが《定《さだ》かでない》ような性質の行為には——私たちも責任のとりようがないからである。にもかかわらず、私たちはいつも神が奇跡《きせき》を起こすのを期待しているようである。それは、とりもなおさず、私たちに責任逃《のが》れをさせるために、神が特別の御《み》はからいをもって神の法則を破られることを願うことにほかならない。

16 「神の御恵《みめぐ》みによって彼は回復するであろう」という、きまり文句がある。しかし、たとえ彼が《回復しない》としても、それも「神の御恵み」なのであり、そもそも彼が病気になったのも「神の御恵み」なのであり、そしてもし死んだとしても、その死も「神の御恵み」なのである。言い換《か》えるならば、これらは《いずれも》神の法則によって生じた結果であり、その神の法則こそ《まさに》神の御恵みなのであり、それは、私たちに最高の幸せへの道を教え示す御《み》はからいなのである。コレラにかかるのも、コレラを免《まぬが》れるのも、等しく「神の御恵み」なのである。それは、私たちがどのように神の法則に従うべきか、そのあり方を私たちに教えるものである。神の法則はまた、与えられた生命の全《まっと》うをめざして向上していくための、私たち自身の方法であり、私たち自身の拠《よ》り所なのである。ところが、こともあろうに「神の御恵みにより彼は回復するだろう」と言う。これは、健康あるいは回復をもたらすために神が定められた方法を、ないがしろにして平気でいる人びとが、口にする言葉なのである。

召使いたちの部屋

17　召使《めしつか》いの部屋について一言《ひとこと》ふれなければならない。その部屋の構造のせいで、いやそれよりも、その部屋を維持《いじ》管理する方法のせいで、またそこで何が起こっているかを見てとる考え深い眼が欠《か》けているせいで、部屋は、どうしようもないほど汚《よご》れた空気の巣窟《そうくつ》と化している。そして「召使いたちの健康」は蝕《むしば》まれているが、その原因はまるで「まったく説明がつかない不思議なこと」(?)だというのである。それも環境の良い田舎《いなか》の家でさえそうなのである。私はけっして、召使いが地下室や屋根裏に住まわされていることの多い、ロンドンのばあいについてだけ述べているのではない。それどころか、ある田舎にある本物の《邸宅《マンション》》(不動産広告にあるような、いま流行《はやり》の「長屋《マンション》」などではない)で、同じ部屋に寝起きしていた三人の女中《メイド》がそろって猩紅熱《しょうこうねつ》にかかった例を、私はつぶさに知っている。もちろん、「なんとよく伝染《うつ》るのだろう」というのが人びとの感想であった。しかし、その部屋をひと目見て、ひと嗅《か》ぎしさえすれば、それだけでわかるのである。それはもはや「説明のつかない」ものではなかった。その部屋は小さいものではなかったし、二階にあって、大きな窓が二つあったのだが、そこでは、今まで述べた要点が、ほとんどすべてないがしろにされていたのである。

18　今の世代の祖母《そぼ》および曾祖母《そうそぼ》のころの家では、すくなくとも田舎《いなか》の家々では、表のドアと裏

身体的に退化していく家系と、その原因

のドアとは夏冬を問わずいつも開け放《はな》たれており、通風は常に完全で、洗濯、掃除、艶《つや》出し、床磨《ゆかみが》きなども、規則正しく行なわれていた。そして祖母《そぼ》たちは、曾祖母《そうそぼ》たちはなおさらのこと、常に戸外《こがい》にいて、しかも教会へ行くとき以外はボンネットも被《かぶ》らなかった。これらのことは、現代のわれわれの「文明的な」生活習慣と対比してみるとき、よく見かけられる、つぎのような事実を説明して余《あま》りあるではないか。すなわち、曾祖母《そうそぼ》はそそり立つ生命力の塔《とう》であったのであり、そしてその体質は、いくらか生気《せいき》が衰《おとろ》えたとはいえ、まだまだ鐘《かね》のようにりんりんと元気で芯《しん》まで健《すこ》やかな祖母へとひき継《つ》がれていったのであるが、それがつぎの母の代になると、身体《からだ》は生気《せいき》を失い、馬車と家とに閉《と》じこもりがちとなり、そして最後に娘の代になると、病気がちでいつもベッドにこもってしまっている、という事実である。一般的に死亡率は低下しているというのに、かくのごとく退化《たいか》しつつある一族は多いし、そのような家族となるともっともっと多いことに気づいたことがあろう。それを思い出してほしい。哀《あわ》れにも虚弱《ひよわ》で気力乏《とぼ》しく、使い古しの襤褸《ぼろ》のような人間たち——役立たずで堕落《だらく》した生活を送る一生の間、一様《いちよう》に道徳的にも肉体的にも病《やまい》に冒《おか》されて過ごす高貴な家系の末裔《まつえい》たち——そんな人間たちをあなた方はよく見ているであろう。彼らはさらに、結婚してそうした「不健康な」傾向のいっそう強い子供をこの世に送り出そうとしており、しかもその人たちときたら、やれどこに住もうとか、どう暮らそうとかいった、自分たちの便宜《べんぎ》しか念頭《ねんとう》にないことを、あなた方は見て知っていよう。

肺結核は

19 肺結核《はいけっかく》が、ほかに考えられる原因すべてをひとまとめにしたよりもなお強く、家のなかの汚《よご》

汚れた空気により引き起こされる

れた空気によって、つまり人間の身体《からだ》によって汚《よご》れた空気のために引き起こされるという事実は、今や確証されている。ところが、「不潔な空気」のなかになど生活してはいない（と思われている）「若い貴婦人たち」が、なおも肺結核《はいけっかく》で死亡する実例があるからには、この事実も疑《うたが》わしいのではないかと、医師さえも考えることが多い。しかし、こう考える人びとは、そもそもこれら上流階級の女性たちが、その二階部屋でどのように暮らしているのか、その習慣をご存知《ぞんじ》なのだろうか。――私は知っているし、知っていた。

兵士たちと「若い貴婦人たち」

あらゆる階級のなかでも「若い貴婦人」と兵士の二つの階級の人びとが、肺結核に対して最も無防備《むぼうび》な状態に身を置いている。両者とも、この汚《よご》れた空気のなかで眠り、また起きている間もある時間はそこで過ごす。夜間は窓とカーテンを開けておくようにすすめられると、「肌《はだ》が荒れますので」と答える若い貴婦人がいかに多いことか。この閉《し》め切った汚れた空気のなかから「若い貴婦人」と兵士は、天候にかかわりなく、夜間外出をする。――一方は「社交会《パーティ》」へ、もう一方は歩哨《ほしょう》勤務へ。こうして両者とも、さらに汚れた空気のなかに入っていく。すなわち、混《こ》み合った舞踏《ぶとう》会場と歩哨詰《つめ》所《しょ》とである。そしてどちらも、人混《ご》みと換気不足のために皮膚と肺の機能が低下してしまったあとで、湿《しめ》った夜気《やき》のなかを帰路につき、そしてどちらも胸部疾患、とくに肺結核に冒《おか》されることになる。

ある人びとのばあいは、不充分で不健全な食生活が、彼らをいっそう肺結核《はいけっかく》にかかりやすくしている。というのは、「若い貴婦人」たちの間では、食事を摂《と》らないという「流行」が依然《いぜん》として盛んで、彼女たちは往々《おうおう》にして、自室でお茶とパウンド・ケーキとで一日の食事をすませているのである。

21 若い貴婦人の多くが、「肌《はだ》を美しく」しようと強力な下剤《げざい》を常用し、極度に疲《つか》れたと言ってはオーデコロンや炭酸アンモニア水やエーテルを飲用《いんよう》するが、こうしたことが食物を消化する力をいっそう弱めているのである。こんな悪習が世に広まっているのを、一般の人びとはほとんど知らない。

22 それにしても、これ以上にてっとり早く全身の健康状態を損《そこ》ない、そして肺結核《はいけっかく》の種《たね》を播《ま》き、自《みずか》らその促成《そくせい》栽培の温床《おんしょう》となる方法を、われわれは考え出せるであろうか。

肺結核は、遺伝性で避けられない病気なのか？

23 さらにまた、ある家族にはとくに肺結核が多いことから、肺結核は「遺伝的素質《そしつ》」の結果であると指摘する人も多い。ゆえにこれは不可避《ふかひ》の病気だというのである。確《たし》かに、ある家族から肺結核による死者が一人二人出たとすれば、さらに多くの死者が出るだろうことは、きわめて確実に予測されることである。なぜなら、家族全員の健康管理が間違っていたからには、子供の流行病と同じく、ほかの家族全員がつぎつぎに《冒《おか》されない》とは、どうみても考えられないからである。しかしながら、たとえば、ブラッドフォード市で同一家族の数名を含む十七人がボンボン菓子の中毒で全員死亡したからといって、その事例が、すなわち中毒が、「遺伝」であるとか「伝染《でんせん》」であるとか、あるいは「家系の素質」であるとか断定する理由になるであろうか？

24 さらに、こんな説を唱《とな》えるひともいる。――なるほど軍隊においては、市民生活の二倍半もの割合で肺結核死亡者があることを認めよう。しかし軍隊の肺結核の原因を汚《よご》れた空気とするのは誤《あやま》りだ。《なぜならば》その病気は、市民生活においては「遺伝性」だからだ――。
《これすなわち》軍医たちが肺結核の人間を兵役《へいえき》のために選び出しているのであり、「結核体
25 質」ということで民間の生命保険からは拒否《きょひ》されるような人間を、民間の二倍半もの割合で軍
隊に「採用して」いることを証明するものである、というのであろうか？　こんなことで《以
上、証明終わり》となるのであろうか？

26 重《かさ》ねて言っておこう。消化力の弱さ、言い換《か》えれば不健康が、上流階級の婦人たちの間で「遺伝」となりつつある恐れがあるというのは事実で、これはまた肺結核の誘因《ゆういん》ともなり、まさに家族や家系の衰退《すいたい》へとつながるものなのである。消化力が弱いのは習慣によるものである。それはまず第一に、直接的に、新鮮な空気を呼吸することの不足によるものであり、第二に、間接的に、怠惰《たいだ》、不健康な刺激を求める生活、不健全な食生活、興奮剤と緩下剤《かんげざい》の濫用《らんよう》、その他生命力を消耗《しょうもう》させるもろもろの習慣によるのである。

不健康な地域に見られる出生と死亡の増加現象

27 個々の家庭においても地域社会においても、健康増進の諸注意を怠《おこた》ることによって病気が起こるということは、現在は大方《おおかた》に認められている。しかし、このような健康への配慮を怠っていると、その家族はだんだんと家系の質《しつ》が落ち、果《は》ては家系の消滅にも至《いた》るということは、意外に知られていない。近親結婚が家系の質を低下させる有力な原因となることはよく知られているが、そのほかにも、親から子へと伝わる習慣、たとえば、不節制《せっせい》、汚《よご》れた空気を呼吸すること、陰気で不健康な場所に住むこと、その他これに類《るい》した習慣が、同じくその家系の質を徐々《じょじょ》に低下させる原因になるということを、世の人は肝《きも》に銘《めい》じているであろうか。互《たが》いに相反

する健康条件にある二つの行政区について、住民の出生率と死亡率とを検討したところ、この法則が正しいことの、間接的ではあるが、重要な統計的証明が得られた。

28 健康的な行政区では死亡率は低く、年間の出生率もまた低い。しかし不健康な地域では死亡率は高く、しかも同時に出生率も上昇している。これは、このような地域では、生命の循環《サイクル》が短縮されていることを示すものである。

29 一八四一年から一八五〇年にかけての十年間の、英国で最も健康的な六地区と、最も非健康的な六地区とにおける、死亡と出生とを示す表を下に示すが、これはその法則を例証するものである。*

30 この表から、死亡率が倍になれば、出生率は二十パーセント上昇していることがわかるであろう。

31 戸籍《こせき》大臣は戸籍年報第五号（一八四三年）において、同様のことが首都の健康地区と不健康地区とについても言えると述べている。最も不健康な地区では千人あたりの死亡率は二十九・九人で、出生率は三十五・二人であった。一方、最も健康的な地区では死亡率は十八人で、出生率は二十四人であった。不健

＊　健康な地域と不健康な地域の死亡・出生（人口 1,000 人につき）

地　域	死亡	出生	地　域	死亡	出生
Rothbury (Northumberland)	15	24	Liverpool (Lancashire)	36	40
Glendale（同上）	15	31	Manchester（同上）	33	37
Eastbourne (Sussex)	15	30	St. Saviour's, Southwark	33	37
Holsworthy (Devon)	16	30	Hull (York)	31	30
Battle (Sussex)	16	33	St. George's, Southwark	30	35
Reigate (Surrey)	16	31	Leeds (Yorks)	30	36
平　均	15.5	30	平　均	32	36

康な地区住民の間に見られる出生率の上昇傾向は、衛生関係者には早くから知られていることであったが、これは、一族や家族の存続に必要な法則を無視した生活をしたために、その存続《そんぞく》が危機に陥《おちい》っている一族や家族が、家系を遺《のこ》そうとする不断の努力の結果であるという、もうひとつの法則の存在を示すものと考えられてきた。

32 さてここで、このような異常な高死亡率のなかにおいて出生する子供たちについて考えてみよう。

33 あなた方は誰《だれ》でも、健康的な田舎《いなか》の地域に生まれて申し分ない発育をしている子供と、不健康な都会に生まれて、痩《や》せて、食生活も不健全で、体格も発育不良あるいは未発育の子供とを、比較してみたことがあるだろう。そして、不健康な都会の子供は、健康的な田舎の子供よりも、所得水準の低い家庭の子供であるということが、異論《いろん》のない結論ではなかっただろうか。出生率の増加にもかかわらず、身体の退化《たいか》は進行しており、この二つの地域の子供について言えば、田舎の子供は五歳に達する以前に死亡するのは約三分の一であるが、都会の子供はその年齢に達するまでに半数が死亡する。そして五歳を超《こ》えて生き残った半数の大部分も、虚《ひ》弱《よわ》で病気がちで、その子供たちが齢《とし》若くして死ぬことが、その地域の死亡率を高める結果となっている。

34 これらの数字は、人びとがその意味をよく考え、数字が示す教訓にすすんで耳を傾《かたむ》けるならば、重大な事実を物語っていることがわかるであろう。

35 病人がいる家の健康についていえば、病室がその家屋《かおく》の他の部分全体の換気口《かんきこう》になっていることをよく見かける。というのは、大方《おおかた》の例にもれず、その家は閉《し》め切りで、換気もされず埃《ほこり》だらけで、一方、病室の窓が常時すこし開けられており、なおかつ病室のドアがときどき開けられるからなのである。それでいて、その家の人たちは、そのひとりの病人のために、〔音に配慮して〕玄関のノッカーを紐《ひも》で結《ゆ》わえたり、家の前の道路に藁《わら》を敷《し》いたりなど、それなりの気配《きくば》りをしているのであるが、ほんとうに病人のことを思うのであれば、なぜ家全体をすみずみまで清潔にし、普段《ふだん》にも増《ま》して換気を充分にすることができないのであろうか。

病室を家全体の換気口にしないこと

感染

36　私たちは、日常つかう言葉で〔病気の〕「感染《かんせん》」といわれているものを軽視してはならない。しかし、人びとは一般に、これを恐れるあまり、かえって感染について実は避《さ》けなければならないことを行なってしまうことが多い。天然痘《てんねんとう》ほど感染しやすい、つまり伝染《でんせん》性が強いと考えられていた病気はない。そこで人びとは、これはそんなに遠い昔の話ではないのであるが、厚《あつ》い毛布類で患者を包み、一方で火をどんどん焚《た》いて、しかも窓を閉《し》めておいたものである。このような《療養法》をとっていれば、天然痘が非常に「伝染性が強く」なるのは当然である。今日《こんにち》では、この病気の扱《あつか》い方について人びとはいくぶん賢明《けんめい》になってきている。すなわち、思いきって患者の掛《か》け物は薄《うす》くし、窓も開けておくのである。その結果、私たちは以前ほど天然痘の「伝染」について耳にすることが少なくなったようである。しかしわれわれは、猩紅熱《しょうこうねつ》や麻疹《はしか》のような熱病《ねつびょう》の「伝染」の問題について、かつて祖先たちが天然痘について知恵を働かせ工夫《くふう》したのに劣《おと》らず、知恵を働かせて対処しているであろうか。感染についての人びとの考え方のなかには、患者よりも自分自身のほうをはるかに大切にしなければ、という傾向はないであろうか。たとえば、患者になるべく寄《よ》りつかないほうが安全だとか、たとえ患者が必要とすることでも、あまりていねいにしないほうが自分は安全である、などと考えていないであろうか。「伝染《でんせん》性」疾患を扱《あつか》う仕事に対するこのまったく馬鹿げた考えの最も典型的な例は、ごく最近まで行なわれていた、あるいは今はもう行なわれていないかもしれないが、ヨーロッパの伝染病病院のやり方である。すなわち、ペスト患者は、不潔で狭《せま》くて換気もされない部屋にぎっしり詰《つ》め込まれるという、身の毛もよだつような状況を強制されるのが常であった。そして一方、医師たちは、患者の舌を診《み》るには望遠鏡《オペラグラス》を使えとか、膿瘍《のうよう》の切開《せっかい》手術は患者に自分でやらせるよう、メスを投げ与えよ、とか指示されていたのである!!

37 真の看護が感染《かんせん》ということを問題にするのは、ただ感染を予防するという点においてのみである。患者に絶《た》えず注意を注《そそ》ぎながら、清潔を保《たも》ち、開け放した窓から新鮮な空気を採《と》り入れること、それが唯一《ゆいいつ》の防御策《ぼうぎょさく》であり、真の看護師はそれを人びとに求め、また自《みずか》らもそれを守《まも》る。

38 思慮《しりょ》深く情《こころ》をこめて患者を管理することこそが、感染に対する最良の防衛手段なのである。

病気とは、犬や猫のように分類整理される個体存在ではなく、それぞれ互いに変化していく状態である

39 今われわれは、病気というものを、犬や猫と同じように、存在していて《当然な》個別の存在と見なしているが、これは長い間続けてきた誤《あやま》りではないだろうか。そうではなくて、病気というものを、不潔な状態とか清潔な状態と同じように、私たち自身の手でコントロールできる状態と見なせないものであろうか。言い換《か》えれば、病気とは、私たちが自《みずか》ら招《まね》いてしまったある状態に対する、自然の思いやりのこもったはたらきであると考えられないであろうか。

40　私は、科学的な男たちと無学な女たちの両方の教えを受けて育った。そこで何の疑いもなくこう信じたものだった。——たとえば天然痘《てんねんとう》というものは、犬にも最初の犬（あるいは最初の一番《ひとつがい》の犬）が存在したように、この世にまず最初のものがあり、それが永久につながる鎖《くさり》を伝わるように繁殖していくものであって、親犬がいなければ新しい仔《こ》犬は生まれないように、たとえば天然痘もまた同様に、何もないところに自然発生するようなものではない——と。

41　その後私は、天然痘が、狭苦《せま》しい部屋や、すし詰《づ》めの病棟などにおいて、まさに最初のものとして発生するのをこの眼で見、この鼻で確《たし》かめてきたのであるが、それはどう考えても「感《かん》染《せん》した」はずはなく、そこで発生したに違いないのであった。

42　いやそれどころか、いろいろな病気が発生し、熟成《じゅくせい》し、そしてそれが互《たが》いにほかの病気に変化していく様子《ようす》も、私はこの眼で見てきたのである。ところで、犬は猫に変化したりはしない。

43　たとえば私は、すこし人員過剰《かじょう》の建物のなかでは持続性熱病《ねつびょう》が発生し、もうすこし混《こ》んでくると腸チフスが、さらに過密になると発疹《はっしん》チフスが、しかも、これらが同じ病棟、あるいは同じ建物のなかで発生するのを目撃《もくげき》してきたのである。

44　病気というものを、このような光の当て方で見ていくことのほうが、はるかに納得がいき、はるかに真実であり、そして、より実際的であるとは言えないであろうか。

45　なぜなら、病気とは、私たちのあらゆる経験が明らかにしているように、状態を指《さ》す言葉（形容詞）であって、実体を指す言葉（名詞）ではないからである。

なぜ子供たちは麻疹にかからなくてはならないか

46 ところで、世間《せけん》にちょっと気にかかる意見が少なからずあるので、ここで二、三の疑問を述べておけば、お役に立てるであろう。たとえば、子供は「小児流行病」や「流行伝染病《でんせんびょう》」その他よくいわれる病気に必ずかかるものと、当たり前のように考えられている。言い換《か》えれば、子供たちは生まれてくれば、麻疹《はしか》や百日咳《ひゃくにちぜき》に、そしておそらくは猩紅熱《しょうこうねつ》にさえもかかるように生まれついているのであり、それはちょうど、歯《は》が生えるように生まれついているのと同じだと思われている。

47 ところで、なぜ子供が麻疹《はしか》にかからなければならないのか教えてほしい。

48 それはもちろん、うちの子を感染《かんせん》から守れないし、――よその子供たちは麻疹《はしか》にかかるだろうし、そうすればうちの子にも伝染《うつ》るし、――むしろ伝染《うつ》ったほうが安全ではないのですか、とあなた方は答えるであろう。

49 それにしても、なぜそのよその子供たちが麻疹にかからなければならないのか。そして、もし彼らがかかってしまったとしても、なぜあなたの子供までも、それにかからなければならないのか。

50 もしあなたが、この世間に流布《るふ》されている意見（子供は小児流行病にかからなければならないなどというのは、ひとつの意見にすぎない）を無条件に信じているのと同じくらいに強く、住居の健康を保持《ほじ》するためのこの法則（このなかには清潔や換気や壁塗《かべぬ》りその他の方法が含まれているが、ともかくもこれは《法則》なのである）を信じかつ守ってみれば、いずれにせよ、あなたの子供が病気にかからずにすむ可能性も大きくなる、とは思わないであろうか。

三、小管理　Petty Management

1 この「覚え書」に詳しく述べている要点《ポイント》にそって、どんなに良い看護を充分に行なったとしても、ひとつのこと——つまり小管理——が欠《か》けていれば、言い換《か》えれば、「あなたがそこにいるとき自分がすることを、あなたがそこにいないときにも行なわれるよう対処《たいしょ》する方法」を知らないならば、その結果は、すべてが台無《だいな》しになったり、まるで逆《ぎゃく》効果になったりしてしまうであろう。最も献身的《けんしんてき》な家族や看護師といえども、常時その《持ち場》に詰《つ》めていられるとはかぎらないし、またそれを強制するのも望ましいことではない。そして、ある看護師が、自分の健康をも顧《かえり》みず、ほかのあらゆる仕事をも放《な》げうって看護に打ち込んだとしても、ただひとつの小さな管理が欠けているならば、その半分も打ち込んでいないが「自分自身を拡大する技術」を持っている別の看護師に比《くら》べて、その半分も充分な看護を行なえないのである。すなわち、前者に看護される患者はきっと、後者に看護される患者ほど充分には、世話を受けられないはずである。

2 病人をあずかっている責任者に、《管理》するとはどうすることかを書物で教えようとしても、それはちょうど看護の仕方を書物で教えるのと同じくらい、不可能なことである。症例によって周囲の条件は変わってくるに決《き》まっているからである。しかし、「自分の頭で考えてみなさい」とその人に強調することは《できる》。すなわち、自分がその場にいない間にいったいどんなことが起こるだろうか、と考えてみることである。私は火曜日にはどうしても外出しなければならない、しかし私の患者にとって、新鮮な空気や時間の厳守などが、月曜日には重要であるが火曜日にはそれほど重要でないということはありえない。あるいは、私は午後十時に病人のそばを離れるが、十時五分前と比べて、十時以降にはその病人にとって病室の静けさがそれほど重要でなくなるということはありえない。

3　不思議に思われるかもしれないが、こうしたきわめてわかりきったことに考えの及《およ》ぶひとが、比較的稀《まれ》なのである。また、たとえそれに考えの及ぶひとがいたとしても、その結果は、せいぜいその献身的な家族なり看護師なりが、患者のそばから離れる時間をなるべく短くしようと努力するくらいが関《せき》の山であって、留守《るす》の間も、患者に必要だと自分が考えた看護の要点が一分一刻たりともおろそかにされることのないように、手筈《てはず》を整《ととの》えておいたりはしない。

小管理が行き届いていなかった実例

4　説教《せっきょう》するよりも実例をちょっとあげれば、すぐに理解していただけるであろう。

病室にとびこんでくる見知らぬひと

5　新入りの洗濯婦が、夜になって「洗濯物」をとりにきて、患者の部屋へ間違ってとび込むこともあろう。それもちょうど患者がまどろみはじめたときで、それが患者を驚かせたとする。患者はその理由《わけ》を知って笑い、おそらくはとりたてて叱言《こごと》をいったりもしないであろう。しかし寝入りばなを起こされたことの結果は取り返しがつかない。看護師はそのとき夕食で席をはずしており、そしてそのこと自体にはまったく問題はないのであるが、あらかじめその洗濯婦が廊下《ろうか》で迷ったり違う部屋に入ったりしないよう、配慮してはいなかったのである。

病室が、家全体の換気口になる

6　患者の部屋はいつも窓を開けてあるかもしれない。しかし、病室の外の廊下《ろうか》にはいくつか大きな窓があるのに、それは開けられていない。なぜそうなるのか。それは、病室の責任は廊下にも及《およ》ぶ、ということが理解されていないからである。したがって、その結果、看護師が患者の部屋をその家全体の不潔な空気を集める換気口《かんきこう》にしてしまうことが、よく起こる。(1)

使わない部屋が、家全体を汚染する

7　また、これもよくあることだが、誰《だれ》も住まない部屋、ペンキ塗《ぬ》り立ての部屋、あまり掃除しない納戸《なんど》や物置《ものおき》部屋、これらが家じゅうに汚《よご》れた空気を供給する貯蔵庫となっている。それは、管理責任者が、こういう場所の換気と清掃についても、きちんと手筈《てはず》を決《き》めておこうとは考えず、ただ「自分がそこに入るとき」に自分でその窓を開けるだけだからである。

ペンキの臭気がいつまでも抜けないのは注意不足による

8　『建築家』という良い雑誌があり、そこに、家屋《かおく》内に一月《ひとつき》間も塗料《とりょう》の臭気《におい》が漂《ただよ》っているのは、換気不足の証拠であると書かれていた。確《たし》かにそのとおりである。開けられる窓が充分にありながら、塗料の臭気を追い出すために開かれたことが一度もないとすれば、それは換気設備を使ううえでの管理が欠如《けつじょ》していたことの証拠といえる。こういうことでは、臭気が何カ月間も居すわって当然である。外に出ようがないではないか。

手紙や伝言が、届けられたり届けられなかったり

9　また、病人の心をかき乱すような手紙や伝言《でんごん》が病人にわたされたり、反対に、大切な手紙や伝言がわたされ《なかった》りする。会う必要のある大事《だいじ》な面会人が病室に通《とお》してもらえ《なかった》り、絶対に会わせてはならない面会人が通されたりもする。これらはすべて、管理責任者が「自分がそこに不在のときに、そこで何が行なわれるか」と自問《じもん》しないがために起こる

いったいなぜ患者を驚かされるような目にあわせるのか

のである。

10 泥棒《どろぼう》に驚かされるというのならばともかく、なぜあなた方は患者を驚かされるような目に遭《あ》わせるのであろうか。私には理解できない。英国においては、泥棒は例外として、人間が煙突や窓から入ってくることはない。普通の人間は皆《みな》ドアから入ってくる。そこで必ず誰《だれ》かが内側《うちがわ》からドアを開けてやるのであるが、このドアを開ける役は、二人、三人、あるいはせいぜい四人のうちの「誰《だれ》か」が引き受けるわけである。これらせいぜい四人の人間に、ドアの呼鈴《ベル》が鳴ったときになすべきこと〔すなわち訪問者の確認や面会の可否の判断など〕について責任を持たせるくらいのことが、なぜできないのであろうか。

11 持ち場についている歩哨《ほしょう》は、個人の家庭や施設の召使《めしつか》いよりもはるかに頻繁《ひんぱん》に勤務交替するが、戦場で「敵の侵入を見逃《のが》したのは、BではなくてAが見張りについていたからである」などという弁解が通用するであろうか。にもかかわらずこの種《しゅ》の弁解は、個人の家庭や施設で絶《た》えず聞かれ、かつまかり通《とお》っている。すなわち「あれこれの人物を病室へ『通した』あるいは『通さ《なかった》』のは、また、見せてはならない手紙が患者に手渡されたり、郵便物が紛失《ふんしつ》したりしたのは、BではなくAがドアを開けたためである！」

12 いずれにしても、ひとりの看護師が、患者のそばに付き添い、来客にドアを開け、自分の食事をとり、伝言《でんごん》を受けるなど、これら全部を同時にできないことは確かである。にもかかわら

(1) 廊下の窓を閉め切っておいた状態で、病室の窓とドアを開けると、家じゅうの古い空気が病室内に導かれて、その病室の窓から出ることになる。

ず、現状では、その管理責任者がこの不可能事を不可能事だと見なしているとは、どうしても思えない。

13 さらに加えて、この不可能事にあえて《挑戦《ちょうせん》しよう》とすることが、哀《あわ》れな患者の心をいっそうかき乱し、いやがうえにも神経過敏にさせることになる。

14 これらのことは、たとえ看護師であるあなた方が忘れてしまっても、患者ははっきり覚《おぼ》えているものだ、とは人びとは思いもしない。患者は、たんに訪問者や手紙が自分の許《もと》に無事に着くかどうかを心配するだけでなく、それが届《とど》く予定の日時に、あなたが勤務についているかどうかにまで気を揉《も》むことになる。したがって、あなたが「なるべく自分自身が勤務についている」ようにしようと努力する《中途半端《はんぱ》》なやり方は、かえって患者の心配をつのらせるだけなのである。これと反対に、もしあなたが、自分がその場にいようといまいと物事がいつも整然と運ばれるように手筈《てはず》を整《ととの》えておきさえすれば、患者はもうまったく心配する必要がなくなるのである。

「なるべく自分が勤務する」という中途半端な努力がかえって患者の不安をかき立てる。なぜならそれは、しょせん中途半端でしかないから

15 以上のような理由から、担当者に管理の心構《こころがま》えがないとなると、患者は、無理をしてでも自分で《できる》ことは何でも自分でしたほうがまし、ということになる。つまりそれだけ患者の不安はすくなくてすむからである。

16 患者にしてみれば、自分ですぐに手紙の返事を書くほうが、それが念頭《ねんとう》から消えるまでに、つまり返事を書いてくれる人間が書きあげてくれるまでに、四回話し合って五日待って六回不安になったりするよりは、はるかに消耗《しょうもう》がすくなくてすむのは明らかである。

17　およそ患者にとって、気がかり、半信半疑《はんぎ》、時間待ち、予感、不意打ちへの不安などによって生じる心身の消耗《しょうもう》は、ほかのどんな消耗よりもはるかに有害なのである。患者はいつも自分の敵と顔をつき合わせていて、内面で戦《たたか》い、想像上の対話を続けている、ということを肝《きも》に銘《めい》じておいてほしい。これは、あなた方には思いもおよばないことなのである。ともかくも「できるだけ早く患者を敵から解放すること」、これは病人についての第一原則である。

18　身体的な手術においては、多くのばあい、他の条件が同じであるかぎり、所要時間が危険率に正比例し、したがって手術の成功率は、その手早《てばや》さに正比例する。精神的な手術においても、それと同じ原理が働くことが多い。つまり、病人がその精神的手術に耐《た》えられるか否《いな》かは、他の条件が同じであるかぎり、受ける手術の手ぎわの良さ——これはけっして《あわて急ぐ》ことではない——に全面的に左右されるのである。

19　同じ理由で、あなたは自分の外出《がいしゅつ》を患者に告《つ》げておくこと、しかも、その外出が一日であれ一時間であれ、また十分間であれ、前もって外出と帰宅の時間を患者に告《つ》げておくこと。あなた方はたぶん、患者が自分の外出にまったく気づかなければ、そのほうが彼のために良いだろうとか、また患者にとって自分をそれほど「重要な存在」にしないほうが良いだろうとか思っている。あるいは、自分がちょっとのあいだ留守《るす》にすることで患者に苦痛や不安を与えるのは耐《た》えがたいことだと思っている。

20　しかし、それはたいへんな誤《あやま》りである。あなたは、《外出するのが当然》なのである。あなたの健康にとって、あるいは職務にとって必要な外出なのであろう。それならば、患者に率《そっ》直《ちょく》にその旨《むね》を告《つ》げることである。もし患者の知らないうちにあなたが出かけ、あとで患者がそれに気づいたとしたら、彼は、あなたに任せてあることがあなたの留守《るす》中にどうなるかについて、二度と再び安心感が持てなくなるであろう。そして、十のうち九までは、患者の予測どおり、安心していられないという結果になる。あなたが帰宅の時間を患者に告げないで出かけたばあいには、患者は、自分とあなたの両方に関することや、あなたが自分にしてくれることについて、どうしたらよいか判断のしようもないし、対策の立てようもないことになる。

事故発生の原因の半分は何か

21 不慮《ふりょ》のできごとや事故、あるいはとくに自殺などの報告書や、また死に至《いた》った症例の病歴《びょうれき》などを調べてみると、あるひとが、それは女性であるばあいが多いのであるが、「そこに不在であった」がために起こった何事《なにごと》かに原因のすべてが帰するといった例が、信じられないほど多い。しかし、いっそう信じ難《がた》いことには、不在にしたという行為《こうい》が充分に理由のあること、つまり正当な行為として認められている例が、ほとんどと言っていいほど多いのである。何ということか。その事故が起こったというまさにその事実が、それが正当な行為でなかったことの証拠ではないか。担当責任者が「《そこに》いなかった」ことは、まったく正当なことである。充分な理由があって他所《よそ》へ呼ばれて行ったか、あるいは日常の決《き》まった所用で、またはやむをえない事情があって席をはずしていたのである。しかし自分の不在を補《おぎな》うための対策は何も講《こう》じていなかったのである。そのひとが「出かけた」ことが悪いのではなくて、自分が「出かけている」間を補《おぎな》うための管理が欠如《けつじょ》していたことが問題なのである。太陽が皆既蝕《かいきしょく》となって暗くなれば、あるいは毎夜太陽が沈んで暗い間は、私たちは蠟燭《ろうそく》をともして光を補う。ところが私たちは、病人や子供を受持つ担当責任者が不在のときには、それが臨時のばあいにせよ定時のばあいにせよ、誰《だれ》かがその責任を補わなければならないとは考えもしないようである。

小管理は個人の家よりも施設においてよく理解されている

22 病院などの施設においてこのような管理の手落ちがあると、多くの生命が失われ、その結果は明白かつ恐ろしいものとなるが、施設では、個人の家におけるばあいに比《くら》べれば比較的管理は行き届《とど》いているといえる。

23 そんなはずはない、それは逆《ぎやく》だ(2)と思うかもしれないが、これは事実である。現《げん》に私は、自宅療養していたきわめて高貴な二人の婦人が、外科手術の結果、これと同じような成《な》り行《ゆ》きで死亡した例について、その名をあげて書くこともできるくらいである。そしてこのいずれのばあいも、ロンドンの病院内で療養していれば、このような致命《ちめい》的な結末とはなりえなかったであろうと、その筋《すじ》のある権威者は私に語ったのである。

例外の施設もある

24 しかし、病院における小管理技術にかぎって言えば、私の知っているすべての陸軍病院は例外である。私自身の経験のなかで、私はいくつかの致命《ちめい》的な事故を眼にし耳にしてきたことを、厳粛《げんしゅく》な気持ちでお伝えする。それは《アルコール中毒性の譫妄《せんもう》症*》による自殺例、出血多量による死亡例、泥酔《でいすい》した衛生兵たちによってベッドから引きずり出された瀕死《ひんし》の患者の例、その他、それほど人目にも立たず酷《ひど》くもない事例のかずかずであるが、これらはいずれも、女性が看護にあたっているロンドンの民間病院であれば起こるはずのなかったことであろう。軍

(2) 当時は一般に、病院とはいわば貧民患者の収容所で、患者の管理など行き届いていない場所だと考えられていた。また当時は、病人は自宅で療養し、医師の訪問診療を受けるのが普通であった。

医たちはこれらの事故の責任から免除《めんじょ》されるべきであろう。軍医が昼夜《ちゅうや》を通《とお》して（たとえば）《アルコール中毒性譫妄《せんもう》症》の患者の見張《みは》り番につくなど、できるはずもないからである。その罪は、陸軍病院に系統立った看護組織が確立されていないところにある。もし各病棟あるいはいくつかの病棟ごとに一名、信頼に足《た》る《男性》の責任者を置くならば、それも事務職としてではなく主任看護者として置くならば（現在は適当な規定がないために、最も優《すぐ》れた病院軍《ぐん》曹《そう》も看護師長あるいは病棟長ではないし、それになることもできない）、おそらくこのような事態《じたい》は起こらなかったであろう。さらに、信頼に足る《女性》一名を病棟の責任者として置いていれば、間違いなくこのような事態は避《さ》けられたであろう。言い換《か》えれば、信頼に足る女性が実際に責任を持てば、このような事態は起こらないということである。こうした状況は、戦時における野戦病院の緊急事態といった例外的なばあいのみならず、平時《へいじ》の内地の陸軍病院の通常のばあいでも、あるいは戦時であっても、兵士たちが平時で内地にいるときよりも健康であって、結果的には病院にかかってくる負担がずっと軽減《けいげん》されているようなばあいでも、まったく同じである。

＊　覚え書――首をつるひも、喉を切るかみそりなどを、患者にそのような気配があるときに周辺から取り除いておくという簡単な予防策は、とりわけ家庭看護においては、たいへんなおざりにされている。自殺事件の法廷審問においてこのような事実が判明することが多い。そしてその家族たちはどのばあいも決まって責任をまぬがれるのである。かつて陸軍病院で、ある下級将校がアルコール中毒による譫妄（せんもう）症のために自分の喉を切った事件があったが、そのかみそりを隠しておくことさえ、誰も気づかなかったのである。これらとまったく同じではないまでも、これと

似た苦い経験を持つひとが、われわれのなかにもいるのではないだろうか。

25 **連隊病院における看護**

ところで、連隊《れんたい》病院(3)などは「患者が互《たが》いに看護しあう」制度にすべきだ、という声をよく耳にする。すなわち連隊病院では、病人数は全部合わせても三十人ほどにすぎず、おそらく重症者はそのうち一名だけであって、残りの二十九人はごく軽症で、手持ち無沙汰《ぶさた》で何もすることがないといった状態なので、彼らがその一名の看護に当たればよいし、さらにまた、兵士は服《ふく》従《じゅう》する訓練を受けているし、また彼らは最も従順であり、その点で最も良くできた看護者であるうえに、彼らは仲間に対しては常に親切であるからだ、という理由である。

26 しかし、こうした説を唱《とな》えるひとたちには、服従《ふくじゅう》するためには服従とは《どうすることか》を知っていなければならないという点と、これら兵士たちは看護における服従とは何かを知るはずがないという点とを、考えていただきたいものである。私はこれらの「親切な」連中《れんちゅう》（彼らがいかに親切であるかは、私がいちばんよく知っている）が、仲間を不用意に動かしたために死亡させた例を、少なくとも一例知っている。また仲間の「親切」でもって、病室に大量の酒類《しゅるい》を持ちこんで、こっそり飲ませたという事例も知っている。ところで、こう指摘したからといって、女性の看護者をただちに連隊病院に導入すべきだとか、導入できていれば、などと私が主張しているとは理解しないでいただきたい。それは不可能なことではないとしても、現

（3） 連隊病院〔regimental hospital〕 軍隊の各連隊に付設された小規模の簡易病院。重症者や慢性患者は陸（海）軍病院に収容された。

在の状況下においては、きわめて望ましくないことである。[4] そうではなく、いま現在看護にあたっている「雑役兵《オーダリー》」[5] が未熟であればあるほど、さしあたって、病院軍曹《ぐんそう》に主任看護者の地位を与えることが必要であるということなのである。ところで、ロンドンの民間病院の「看護師長《シスター》」たちも、ある種《しゅ》の重症患者の見張《みは》り番をほかの軽症患者に頼むことがときどきあるではないかと反論されるかもしれない。それは確《たし》かに事実であるが、それが常に看護師長自身の監督のもとになされていることも、また事実なのである。何らかの看護上の処置が必要なばあいは、いつでも、ただちに彼女は呼び出される手筈《てはず》となっているし、しかも彼女は処置については熟練しているのである。これら軽症患者たちがどんなに「親切」で、かつ喜んで重症者の看護にあたる気持ちに溢《あふ》れていたとしても、彼ら自身の独自の才覚《さいかく》でもって処置を任《まか》されるようなことは絶対にない。

「責任を負う」人たちが自身に問うべき問い

27 病院においても家庭においても、責任者は誰《だれ》も、次の簡単な自問を頭に入れておこう。それは（どうしたら自分のなすべきことを自分でできるか、という自問では《なく》）、なすべきことがいつも行なわれているようにするために、自分はどのような対策を講《こう》じることができるか、という自問である。

28 それから、実際に自分が留守《るす》にした結果、何か悪い事態《じたい》を招《まね》いてしまったばあいで、しかも、その留守はまったく当然と認められるようなばあいには、（自分がこれ以上留守にしないためにはどんな対策を講《こう》じればよいか《ではなく》——これは不可能であり、かつ望めないことである）自分の留守の間に発生しうる不都合《ふつごう》な事態に対して、あらかじめどのような対策を講じておけばよいか、と自問すべきなのである。

29　多くの人びとは、自分の留守《るす》中や食事中、あるいは自分が病気で寝ている間は、世界はそのまま静止しているものだと信じ込んでいるように思われる。その間に病人に万一のことがあったとすれば、それは病人のせいであって、自分のせいではない、とでも言うのであろうか？かつて私は、ある人がある裁判官に、いみじくもこう訴えているのを聞いたことがある。「閣《かっ》下《か》、患者は、私たちが教会に行っている間も、死ぬのを待っていてはくれないのです。」

30　これこれの人間が構《かま》われずに放《ほう》っておかれたとか、これこれのことが行なわれずに疎《おろそ》かにされたとかいうばあいに、「自分は席をはずしていましたので……」と弁解するようなことは、看護師としても管理者としてもお粗末《そまつ》であることを示す動かぬ証拠である。それは何を意味しているであろうか。それは、患者を放っておくようなことは、絶対にあってはならないということを意味しているのである。

「責任を負う」とはどういうことか

31　大事小事を問わず、何かに対して「責任を持っている」ということの意味を理解しているひとは——つまり責任をどのように遂行《すいこう》するかを知っているひとという意味なのであるが——男性でも、女性でさえも、なんと少ないことであろう。上は最大の規模の災害から、下はほんの些細《ささい》な事故に至《いた》るまで、その原因をたどって（あるいは、たどるまでもなく）「責任を

（4）当時、ナイチンゲールは、クリミア戦争の経験から、女性看護師の軍病院への導入が必要と判断していたが、軍の医療機構を根本的に改革しないかぎり、安易な導入は避けるべきだと主張していた。

（5）雑役兵［orderly］　当時の軍病院では、特別な訓練を受けていない雑役兵に、傷病兵の看護が任されていた。

持つ」誰《だれ》かが不在であったか、あるいはその人間が「責任」のとり方を知らなかったためであると判明することが多い。しばらく前に、かつて建造された船のうちでも最も性能優秀で頑《がん》丈《じょう》な船が、その試験航海中に甲板《かんぱん》の煙突《えんとつ》に爆発を起こして、数人が死亡し数百人が危険な目に遭《あ》うという事件があったが、その原因は、その船に初めて試用《しよう》された新式装置の欠陥《けっかん》によるものではなく、なんと、閉《と》じてはならない水栓《コック》がひとつ閉じられていたことによるものであった。つまり、幼《おさな》い子供でさえ、そんなことをすればお母さんのお茶の薬罐《やかん》は爆発すると知っている、あれと同じ原因だったのである。そしてそのような事態《じたい》に至《いた》った理由は明白で、「責任を持つ」とはどういうことかを、あるいは責任者が《誰》であったかを、誰も知らなかった、ということにつきるのであった。ところが、この事件の審理にあたった陪審員《ばいしんいん》たちは、それをまったく無視して、どうやらその水栓《コック》に「責任がある」と判断したようである。なぜなら、彼らは「事故死」という評決をくだしたからである。

32 これは、責任という言葉の意味についての規模《きぼ》の大きな例である。もっと規模の小さな例としては、こんな事故がしばらく前に起こった。すなわち、ある精神異常者が故意《こい》に自分の身体《からだ》に火を放《はな》って焼け死んだのである。その患者は医師の責任下に置かれていたし、それはほとんど看護師たちの眼の前で起こったともいえるできごとであった。にもかかわらず、医師も看護師もまったく「責任を問《と》われる」ことはなかったのである。事故が起こったという事実そのものが、ことの真相《しんそう》を証明しているのである。この件については、もはやそれ以上いうべき言葉もない。彼らは自分たちの職務をよく理解していなかったか、あるいは職務の遂行《すいこう》の仕方を知らなかったかである。

33 「責任を持っている」ということは、たんに自分自身が適切な処置を行なうだけでなく、ほかの誰《だれ》もがそうするように手筈《てはず》を整《ととの》える、という意味である。すなわち、誰かが、故意にせよ過失にせよ、その処置を妨害したり中止したりしないように手筈を整えることなのである。それは、すべてを自分で切りまわすことでもなければ、多勢《おおぜい》の人間に職務を分担させることでもなく、各人が自分に定《さだ》められた職務を確実に果《は》たせるようにすることを意味している。以上が（とくに）病人に対して「責任を持つ」という言葉が持っているべき意味なのであって、それは病人が集団であっても個人であっても変わらない。（実のところ私は、これがよく理解されていないのは家庭看護のばあいであると思う。たったひとりの病人が、頼《たよ》りにならない四人もの人間に付き添《そ》われているといったことがよくある。彼はひとりが付き添う十人の病人よりも良くは看護されていないし、すくなくとも、四人の人間が世話をする四十人の病人よりも良くは看護されてはいない。それはもっぱら、ひとりの「責任者」がいないためなのである。）

34 近頃《ちかごろ》は召使《めしつか》いの質《しつ》が落ちてきたとよくいわれるが、私にいわせれば、近頃は女主人の質が落ちてきたのである。前述の船の爆発事故について陪審員《ばいしんいん》たちが船の安全性に関する責任は水栓《コック》にあると判定したように、近頃の女主人たちは、住居の衛生に関する責任は住居にあると思っているようである。女主人たちは、指示の出し方も知らなければ、召使いたちに指示への従い方——すなわち、知恵を働かせて指示に従うこと、これがすべて修練という言葉の真の意味なのであるが——それを教える方法も知らない。

35　もうひとつ。責任者たちは往々《おうおう》にして、「自分がいなくなると皆《みな》が困る」ことに、つまり自分以外には仕事の予定や手順や帳簿や会計などがわかるひとも扱《あつか》えるひともいないことに誇《ほこ》りを覚《おぼ》えたりするらしい。私に言わせれば、仕事の手順や備品や戸棚や帳簿や会計なども、誰《だれ》もが理解し扱《あつか》いこなせるように——すなわち、自分が病気で休んだときなどにも、すべてを他人に譲《ゆず》り渡して、それですべてが平常どおりに行なわれ、自分がいなくて困るようなことが絶対にないように——方式を整《ととの》えまた整理しておくことにこそ、誇りを覚えるべきである。

なぜ派出看護師に問題が多いか

36　病人の家庭に派出《はしゅつ》された職業看護師について、よくこんな苦情を聞く。すなわち彼女は、患者をないがしろにすることは許されないという口実《こうじつ》のもとに、ほかの召使《めしつか》いたちを「顎《あご》で使う」ので我慢《がまん》ならないというものである。この二つのことはどちらも事実である。患者がないがしろにされることはよくあるし、召使いたちが不当に「こき使われる」こともよくある。しかしその責《せ》めは、一般に、上に立つ責任者〔主婦など〕による管理がないというところに帰《き》すべきなのである。必要なときには看護師の仕事に召使いたちの手伝いが得られるように、また患者がけっしてないがしろにされることのないように取り計《はか》らうこと——ちょっとした管理でまったく両立することであり実際に達成できることである——これは間違いなく上に立つ責任者〔主婦など〕の仕事なのである。確《たし》かに、召使いを「顎《あご》で使う」など、看護師のすべきことではない。

37　ところで、病人のために看護師の派出《はしゅつ》を依頼する家族たちは、いったい看護師に何を求めているのであろうか。それは、患者の家族を「徹夜《てつや》」から解放し、召使《めしつか》いを「駆足《かけあし》の階段の昇《のぼ》り降《お》り」から救うためであって、病人がより良い看護を受けるという目的からではない。患者の多い開業医師たちも、みな同じような経験を持っていると私に語っている。

看護師に「看護すること」が期待されていない――優れた看護師がすくない理由

38 確《たし》かに、すべて問題の根源はここにある。人びとが家に看護師を雇《やと》う目的は、「看護」を受けるためでは《ない》。彼らは「看護とは何か」さえ知らないのである。彼らが求めているのは、労を厭《いと》わず働く人手《ひとで》なのである。実情は、看護師と呼ばれるひとたちには、無情《むじょう》にも、「駆足《かけあし》の階段の昇《のぼ》り降《お》り」や「徹夜《てつや》」が強《し》いられている。いっそ《昇降機《リフト》》とでも呼びたくなるほどである。

39 このような実情では、個人の家において良い看護がほとんど行なわれていないことも、驚くべきことではない。

40 看護師は看護に専心《せんしん》すべきである。雑役婦《ざつえきふ》が必要ならば雑役婦を雇《やと》えばよい。看護は特殊な専門の仕事なのである。陸軍軍医もかつては、備品と明細書の照合への立ち会いや、洗濯店の請求書の点検など〔の雑務〕を行なうよう命令されたものであった。病人にとって幸せなことに、現在では陸軍軍医はひたすらその専門の職務に専念すればよいことになっている。看護師の職務は、たとえ従的な立場にあるとはいえ、その重要性もより低いといえるであろうか。

41 病人が《病気とどう向かい合っているか》ということと、看護師が病人を《どう看護するか》ということとは、確かに本質的な補完《ほかん》関係にある。この両者の一方は、他方を欠《か》いては完全ではありえない。しかし概《がい》していえば、病人が実行すべき本分《ほんぶん》のほうが、看護師がなすべき本分よりも、一般的により良く果《は》たされている。

42　しかしながら、他方、看護師を派出《はしゅつ》する側《がわ》の人間や施設の経験からいえば、残念ながら病人の側《がわ》に、あるいはおそらくよりしばしば病人の家族たちの側に、落度《おちど》があることもある。日中に静かで規則的な眠りを保証するような適切な準備もせずに、看護師に幾晩《いくばん》も続けて「徹夜《てつや》」の看護を求めるなどはこれにあたる。看護師を派出《はしゅつ》するにあたっては、看護師の睡眠についての明確な協定が、常に交《か》わされるべきである。

四、物　音　Noise

1 不必要な物音や、心のなかに何か予感や期待などをかき立てるような物音は、患者に害を与える音である。音が病人に悪影響を及《およ》ぼすと思われるばあい、それは、耳という器官に伝わる刺激の強さ、つまり音の大きさであることはめったにない。たとえば患者は、家の隣《となり》で建築の足場《あしば》を築《きず》いているような大きな音には一般によく耐《た》えられるものだが、そんな患者も、ドアの外の話し声、とくに聞き慣《な》れた人の囁《ささや》き声などにはとても耐えられない。

2 もちろん患者によっては、とくに軽い脳震盪《のうしんとう》とか脳に何か障害のある病人のように、ほんの微《かす》かな物音にも影響を受けるばあいがある。しかしこういう病人でも、他のあらゆる病人同様、持続《じぞく》的な音よりも断続《だんぞく》的な音、つまり突然の鋭《するど》い音からのほうが、はるかに大きな影響を受ける。つまり、衝撃《しょうげき》をともなう音のほうが、はるかに影響が大きいのである。患者を突然に眠りから目覚《めざ》めさせるような物音は、患者を激しい興奮状態に陥《おちい》らせ、重大で長引く害を及《およ》ぼすのが常であり、持続音のばあいは、どのように大きくとも、それほど害にならないと信じてよい。

3 故意《こい》であれ偶然《ぐうぜん》であれ、眠《ねむ》っている患者を起《お》こすようなことは、絶対にあってはならない。

寝入りばなの患者を絶対に起こさないこと

これは良い看護にとって《必要不可欠《ふかけつ》の条件》である。寝《ね》入りばなに起《お》こされた患者は、たいていのばあい、もはや眠《ねむ》れなくなる。これは、一見奇妙《きみょう》なようだが、まことにわかりやすい事実であって、患者は、数時間の眠りの後《のち》に起こされたばあいのほうが、数分間後に起こされたばあいよりも、はるかに再び眠りに入りやすい。その理由は、痛みには、痛み自体を引き伸《の》ばし、痛み自体を強める作用があり、脳の興奮にもそれと同じような作用があるからである。ひと眠りすることによって、脳の興奮や痛みから、たとえ一時的でも解放されるということは、たんなる小休止以上の意味がある。その睡眠によって、たぶん痛みや興奮は治《おさ》まるか和《やわ》らぐかするであろう。反対に、睡眠がとれないばあいは、痛みや興奮はすさまじい勢《いきお》いで強まってくることになる。これが、睡眠が何よりも重要であることの理由である。またこれが、なぜ患者が寝入りばなに起こされると、たんに睡眠を中断されるだけでなく、眠る力をも失ってしまうか、ということの理由でもある。健康なひとは日中眠ると夜は眠れないものである。しかしこれは、たいていの病人のばあいは、ちょうど逆《ぎゃく》である。病人は、眠れば眠るほど、よく眠れるようになるものである。

4 優《すぐ》れた看護師は、一時間ごとに、温《あたた》かい湯たんぽを足もとに入れ替《か》えたり、指示された滋養《じよう》食《しょく》を与えたりするときでも、眠っている患者をうるさがらせないばかりか、むしろ心を和《やわ》らげながらできるものである。注意深いと言われていたある看護師が、早朝のいつもの寒さのなかで、「病人を騒《さわ》がせたくなかったので」という理由から、病人の足を温めるのを怠《おこた》ったのを、私は眼にしたことがある。このような口実《こうじつ》は、彼女にたちどころに、信頼に足《た》りない女性とい

予感をかきたてる物音　5

病室内でのひそひそ話

う烙印《らくいん》を押してしまう。

患者の家族や医師たちが、病室の入口やすぐそばの廊下《ろうか》などで長《なが》話をしている光景がよく見られる。その病室は彼らの来訪をいまかいまかと待ち受けている患者とか、彼らがいま会ったばかりの患者の病室であって、しかも患者は自分が話題になっていることをよく知っているのである。そんなことをする家族や医師たちの無神経さ（その結果は残酷であるのに、やっている本人たちは気づいていない）に、私は啞然《あぜん》とする。患者が温厚《おんこう》な性質のひとであれば、ほかのことに自分の気をそらしてその話を聞かないように努力するであろう。これがますます事態《じたい》を悪化させる。というのは、そのような気配《きくば》りと努力とは、その時は何ともなくても、何時間か後には必ず容態《ようだい》を悪化させるほど強い緊張《きんちょう》をもたらすからである。まして、これが病室内でのひそひそ話となると、もう残酷以外の何ものでもない。患者が本能的にそれを聞こうとして、いやが上にも緊張を高めることは避《さ》け難《がた》いからである。これとまったく同じ理由から、つま先《さき》立ちで歩いたり、何をするにしても病室内でことさらにゆっくりした動作をしたりすることは、患者に害を与える。しっかりした軽やかで敏捷《びんしょう》な歩調と、着実にして素早《すばや》い手の動きが切実《せつじつ》に求められているのである。のろのろ、こそこそした忍《しの》び足や、おずおずと頼《たよ》りなげな手つきなどはいけない。これはよく間違えられることであるが、ゆっくり動作することがすなわち優雅《ゆうが》なのではない。敏捷《びんしょう》と軽《かろ》やかさと優雅《ゆうが》とは、互いにまったく矛盾しないのである。ところで、熱病患者の家族や医師たちが、自分たちの声が廊下《ろうか》の入口から聞こえてくるのに聴き耳を立てて興奮している患者の、その鋭《するど》い表情や気も狂わんばかりに見ひらかれた眼に、看護師のように気づきさえすれば——看護師ならそれに気づくし、また気づかなければならない——二度と再び、このように患者の期待や予感をかき立てたり、心を苛立《いらだ》たせたりする危険な目に遭《あ》わせたりはしないであろうに。こういう不必要な話し声や物音のせいで、患者が精神錯乱《さくらん》を起こしたり、病状が悪化したりする例は明らかに多い。私もそんな実例を知っているが、ある患者はその結果、死亡した。その死の原因はまさに恐怖だったといって正しいであろう。患者の眼の届《とど》くところで、さし迫《せま》った手術について、長時間にわたってひそひそと会話が交《か》わされた結果が、そうだったからである。しかし、どんな患者も、充分に納得できるよう説明を受けさえすれば、たんなる忍耐心というのではなく、もっと力強い平静《へいせい》心が湧《わ》いてきて、それによって手術の確実性を信じ、また手術の苦痛に耐《た》える力も出てくるものなのである。それをよく知っているあなた方にとっては、この事例が、私が断言したように、恐怖だけでこのような致《ち》命的《めいてき》な結果になったとは信じ難《がた》いであろう。確《たし》かに、その原因は恐怖というよりも、何が決定されようとしているかがわからない、その不安定な状態と、緊張しながら待たされることとにあったのだと言える。

あるいはドアの外でのひそひそ話

6 もはや言う必要もないと思うが、医師や家族が、患者を訪《たず》ねたあとで、ドアの外やすぐ隣《となり》の部屋などで、しかも患者に聞こえたり、聞こえないまでも、それとわかったりするところで、いま患者を訪ねて見てきた結果について仲間と話し合う、こんな光景が日常しばしば見受けられるが、これは最も悪質な行為《こうい》である。

わざとらしさ

7 わざとらしさも、ささやき声や忍《しの》び足と同様に、病人に耐《た》え難《がた》い苦痛を与える。葬式のときの葬儀屋のような、とり繕《つくろ》った湿《しめ》り声や、同情をよそおった声などは、病人の神経を逆撫《さかな》でする。また私が今ここで述べているような忠告も、それが人びとに、病人のそばにいるときの落ち着きと平静さを《装《よそお》わせる》だけのものに終わるのであれば、それは有害無益《ゆうがいむえき》な忠告となるであろう。むしろ、ごく自然な物音や声のほうがずっと良いのである。

女性の衣服がたてるきぬずれの音

8 女性の文筆家たちが、「女性」の「特別な価値と一般的使命」を叫《さけ》びつづけている今日《こんにち》のような時代にあって、女性たちの着る衣装《いしょう》が、日に日に「使命」に適するどころか、何の役にも立たなくなってきていることは、私には不思議であり驚きである。女性の今の衣装は、およそ詩的な趣《おもむ》きもなければ実用にも適さないものである。現状では、男性の衣装のほうが女性よりもはるかに身軽《みがる》で、病室でも支障《ししょう》が少ない。いまや全女性は、その衣装に縛《しば》られて、ずるずる、よたよたとしか歩けない。病室を震動《しんどう》させないで横切《よこぎ》れるのは、男性だけである！ かつての、女性たちの、あの軽《かろ》やかな足どりは、私たちが躾《しつけ》られてきた、きびきびと軽快で敏捷《びんしょう》な足どりは、どうなってしまったのか？

9 メルボン卿[1]はこう言っている。「私が病気になったら、身のまわりには男性を置いてほしい。なぜなら、女性の存在を辛抱《しんぼう》するには、並大抵《なみたいてい》でない健康を必要とすると思うから」。まったく同感である。

10 さて、このように、不必要な音というものは、最も残酷《ざんこく》な、配慮《はいりょ》の欠如《けつじょ》であり、それは病人

（1）メルボン卿［Lord Melbourne］ William Lamb Melbourne（一七七九〜一八四八）。英国の政治家で、一八三五〜四一年まで首相を務めた。

にはもちろん健康人にも打撃を与える。これまであげた指摘事項のすべてにおいて、まったく同じ原因で健康人も苦しむが、その苦しみの程度が病人のほうがずっと大きいという相異があるだけである。

11 (かすかな音であっても)不必要な音は、(はるかに大きな音であっても)必要な音よりも、はるかに病人に害を与える。

12 病人が、なぜその相手によって好感を抱いたり嫌悪《けんお》を感じたりするのか、その不可思議《ふかしぎ》についてはいろいろの学説もあろうが、そのほとんどは結局、その相手が、以上に指摘したようなもろもろの点に配慮《はいりょ》するかしないかに帰《き》するであろう。

音をたてる看護師を患者は嫌悪する

13 音をたてて動きまわる看護師は、患者にとって恐怖である。(ここで看護師というのは職業看護師とそうでない看護師の両方である)。もっとも、おそらく患者はその理由にまでは気づいていないであろう。

14 絹やクリノリン[2]のさらさら音、糊《のり》でかためたペチコートのかさかさ音、鍵束《かぎたば》のがちゃがちゃ音、コルセットや靴のきゅうきゅうときしむ音、これらは、世界じゅうのありとあらゆる薬の効《き》き目が患者を良くしても、それに追いつかないほど、患者を痛めつけている。

15 女性の物静かな足どりとか、衣《きぬ》ずれの音もたてない女性の服装とかいう表現は、今日《こんにち》では言葉の綾《あや》でしかなくなってしまった。女性のスカートは(たとえ家具や調度《ちょうど》を倒さないまでも)動くたびに、部屋のなかのあらゆる物品《もの》にぶつかっている。

16 スカートに火が燃え移らなければ、そして看護師が自分のペチコートのなかで焼け死んで、

ペチコートでふくらませたスカートが燃える

病人とともに犠牲《ぎせい》になるようなことがなければ、それこそ幸運である。この愚《おろ》かしくもみっともない風習のために発生した火災による死亡者の正確な数を、戸籍庁長官《こせきちょう》に公表してもらいたいものである。それにしても、もし人びとがあくまでもこの愚行《ぐこう》をやめないのであれば、自《みずか》らの愚《おろ》かさから身を守る手段を講《こう》じさせよう。その手段とは、化学者ならば誰《だれ》でも知っていることであるが、たとえば糊《のり》のなかに明礬《みょうばん》を加えて、この糊をつけた衣類が燃え上がらないようにする、などである。

ペチコートでふくらませたスカートのぶざまさ

17 またペチコートでふくらませたスカートを着用している女性たちには、他人が自分の服装《みなり》を眺める眼で、その不格好《ぶかっこう》に気づいてほしいものである。人品卑《じんぴんいや》しからぬ年輩《ねんぱい》の婦人が、ペチコートでふくらませたスカートをつけて、舞台《ぶたい》の踊《おど》り子よろしく前かがみになり、部屋で横に寝ている患者の眼に自分の身体《からだ》をさらけ出しているのである。ところが、このみっともない事実を彼女に告《つ》げてやるひとは誰《だれ》もいない。

看護師から自分を守らざるを得ない患者たち

18 またある看護師は、ドアを乱暴に開けるので、そのたびに部屋じゅうの物すべてをがたがたと震動《しんどう》させる。あるいは、一度に運《はこ》び込めばよいものを、何かを忘れては、不必要に何度もドアを開《あ》け閉《た》てする。

19 看護師が部屋に入ってきて、暖炉《だんろ》の火掻棒《ひかきぼう》などにつまずくたびに、文字どおり恐怖の表情が患者の顔を走るのを、私は見たことがある。

（2） クリノリン［crinoline］ 十九世紀に流行したスカートをふくらませるためのアンダースカート。また、それに使用した堅い布地をいう。

20　また、やっとよろよろ歩けるようになった患者たちが、そんな看護師が入ってくる前にベッドから起き出して、通路から彼女が倒《たお》しそうなものをすべて取り除《のぞ》き、窓を閉《し》め（まちがいなく彼女はドアを開け放《はな》しにしておくので）、自分の手もとに必要な物品をみな隠《かく》している（所持を禁じられているからではなく、彼女が考えもなしに病人の手の届《とど》かないところに置いてしまうので）のを見たことがある。

21　優《すぐ》れた看護師ならば、病室のすべてのドアや窓について、がたついたり、きしんだりしないよう、また、窓から吹き込む風の具合《ぐあい》がどう変わってもブラインドやカーテンがぱたぱたしないように確《たし》かめ、とりわけ夜、患者の部屋を去るときには、これらの点に注意するに違いない。患者があなたに訴えたり注意を促《うなが》したりするまでは何もしないというのでは、患者には看護師に付添《つきそ》ってもらっている意味がないではないか。どのような階級のひとをとってみても、強腰《つよごし》な態度の患者よりも、内気《うちき》でおずおずした患者のほうが多い。毎晩のように看護師に、彼女が忘れてしまっていることについて注意を促《うなが》すくらいなら、いっそ眠れない夜を幾夜《いくよ》も過ごしたほうがまし、という患者が多いのである。

22　窓にブラインドがあるばあい、使わないときは、きちんと巻《ま》きあげておくこと。すこし垂《た》れ下がったブラインドが風の吹くたびにぱたぱたと鳴る音などは、患者の神経を苛立《いらだ》たせる。

急かされることは病人にとって特に有害

23　急《せ》かされること、騒々《そうぞう》しくかきまわされることはすべて、病人に特別な苦痛を与える。患者が自分からただ楽しみで何かをしているときはともかく、患者がほかから依頼された義務的な仕事にかかわっているようなときに急《せ》かされたのでは、患者は二重の苦痛を負《お》わされることになってしまう。患者が用件を話している間じゅう立ったままでそわそわしている家族、患者のそばに座《すわ》り込んでくどくどと応答している友人、――前者は患者にあまり喋《しゃべ》らせないようにという考えから、また後者は患者を慰《なぐさ》めようという考えのもとにそうするのであろうが――、いずれも思慮《しりょ》に欠《か》けた振舞《ふるま》いである。病人があなたに何か用事を話しているときは必ず腰をおろすこと。けっして急いでいるようなそぶりを見せず、注意力を集中し、助言を求められれば真剣に考えて答えること。そして話がすんだら、すぐに患者のそばを離れることである。

病人に害を与えない応対の仕方

24 患者と話すときは常に、患者があなたの顔を見ようとして無理に頭を捻《ね》じ曲げて苦しい思いをすることのないよう、患者の視野《しや》のなかに座《すわ》ること。誰《だれ》でも無意識のうちに、話相手の顔を見ようとするものである。患者にこんな疲労を強《し》いるような行為《こうい》は、患者に害を与える。また同様に、あなたが立ったままでいると、患者はあなたを見ようとして視線を上げつづけていることになる。患者に話をするときは、なるべく身体《からだ》も動かさず、また身ぶり手ぶりなど絶対にしないこと。

25 患者から受けた伝言《でんごん》や依頼を、患者に二度も三度も繰《く》り返して言わせたりしないこと。しばらく時間がたってから繰り返して言わせるようなことは特にいけない。病室で仕事に追われながら療養《りょうよう》している患者のばあい、とかく自分で仕事をしすぎるといって責《せ》められることが多いが、彼らは直観的に正しい行動をとっているのである。伝言《でんごん》や手紙書きを頼まれたひとが、それから三十分もたってから患者に「あれは、十二時とお決《き》めになったのでしたか？」とか「あの手紙の宛名《あてな》はどこと言われたのだったでしょうか」と尋《き》きにきたり、その他もっと患者の心を騒《さわ》がすような質問をしているのを耳にすることが、なんと多いことであろうか。こうして患者は、ふたたび懸命《けんめい》になって思い出さなくてはならず、さらにいっそう悪いことには、あらためてもう一度全部を決断しなおさなければならないことになる。実際こんなことでは、自分の手紙は自分で書いたほうがはるかに楽である。これは仕事を持つ病人ほとんどに共通な経験である。

26 以上のことから、もうひとつ別の注意が導《みちび》き出される。すなわち、病人の背後《はいご》から、あるいはドア越《ご》しに、あるいは遠くから、あるいは病人が何かをしている最中《さいちゅう》には、けっして彼に話しかけてはならない、ということである。

27 これらの点において召使《めしつか》いたちには、職業上身につけている礼儀の正しさがあって、病人に良い感じを与える。そのため病人の多くは、その理由はよく解《わか》らないながらも、とかく身のまわりには召使いのほうを置きたがる。

これらはけっして空想ではない

28 これらのことは、けっして根拠《こんきょ》のない空想などではない。つぎのように考えてみよう。すなわち、健康人と同様に病人のばあいも、思考するときはある神経物質が分解しているのであり、その分解は神経物質の再生と同様に絶《た》えず進行しており、健康人より病人のばあいのほうがより速《すみ》やかに進行するのであるが、何かを考えていて神経物質が分解されているとき、突然に他の思考を脳に強《し》いることは、まったく新しい努力を脳に要求することになる、ということである。もしわれわれがこうしたことが空想ではなくて事実であると悟《さと》るならば、「思いにふけっているひとを驚かして」、他人の思考を中断させることは、積極的に害を与えていることになる、と気づくであろう。それにしても、これは空想などではないのである。

病人に害を与える思考の中断

29　病人が、その職業柄、多くの思考を要する仕事を続けざるをえないようなばあいは、その害は倍になる。精神錯乱《さくらん》や意識不明の状態にある患者に物を食べさせるばあい、急に食物を与えると患者を窒息《ちっそく》死させることがある。しかし、まずスプーンで患者の口唇《くちびる》をそっと撫《な》でて彼の注意をひき起こしておいてから食物を含《ふく》ませれば、彼は無意識のうちに、しかもまったく安全にそれを嚥《の》みくだすであろう。脳についても同じことがいえる。脳に急に思考を強《し》いることは、それもとくに決断を要するようなことを不意打《ふいう》ちで考えさせることは、まさしく空想上などではなく、実際の害を与えることになる。病人に突然に話しかけるようなことは絶対にしてはならない。また同時に患者に、じりじりと待たされるような、そんな思いをさせてもならない。

健康人にも害を与える思考の中断

30　実際のところこの原則は、病人に当《あ》てはまるとまったく同様に、健康人にも当てはまる。何年にもわたって絶《た》え間なく思考の中断を強《し》いられてきたひとで、それによって思考能力が鈍《にぶ》ってこなかったというひとに、私はお眼にかかったことがない。健康人のばあいは、思考が中断されても何の苦痛も生じないであろう。しかし病人のばあいは苦痛が生じ、それが被害の警告となる。

患者を立ちっぱなしにさせないこと

31　患者に話しかけたり、あるいは何か伝言《でんごん》や手紙を手渡したりなどするために、立って動いている患者をつかまえたり、あるいは呼び止めたりしてはならない。それはちょうど患者の横面《よこづら》を撲《なぐ》りつけるのと同じ結果になるからである。部屋のなかで立っていた患者が、看護師が入ってきたとたんに、ばったり床《ゆか》に倒《たお》れたのを私は見たことがある。これは、どんなに注意深い看護師のばあいでも起こりうるような事故であった。しかし先にあげたような行為《こうい》は故意《こい》によってなされるものである。立って動いている状態の患者といえども、なにも遠く東インド諸島まで歩き去ってしまうわけではない。あなたがほんの十秒ほども待てば、あるいは彼があとほんの十ヤードも歩けば、もう彼に可能な散歩も限度に達《たっ》してしまうのである。あなたには理解できないであろうが、患者は、ほんの十五秒ほどとはいえ、立ったままで話を聞くには努力を要するのである。最も親切な看護師や家族たちでさえもが、こんなことをしでかしているのを見たことがなかったならば、私もこんな余計《よけい》な注意をしようとは思わなかったであろう。

立ち歩きしている患者には声をかけない 32

そこで看護師は、どういう状況ならば患者が耐《た》えられるかについて充分な観察をしていないかぎり、立ったり動いたりしている患者には声をかけない、という絶対原則に立つこと、これがいちばんの基本である。体力のない患者が階段をころげ落ちたり、ベッドから起き出たとたんに気を失ったりなどして起こる事故の多くは、ただたんに、ちょうどそのとき看護師が急にドアから跳《と》び込《こ》んできて声をかけたり、あるいは看護師がそうするのではないかという不安に患者が襲《おそ》われたりすることなどに原因がある。そのようなとき、患者が腰をおろすまで待っているだけでも、事故はずっと少なくなるであろう。看護師は、患者の歩行に付添《つきそ》っているようなばあいでも、患者に会話を求めたりしてはならない。歩くという動作が体力のない患者にとってどれほど心臓・肺・脳の負担になるか、看護師がそれを思い描《えが》くこともできないなどとは、信じ難《がた》い。

患者は驚かされることを恐れる

33 患者は、「そばに誰《だれ》もいないときは、あれこれ自分ひとりでできるくせに」と非難されることがよくある。患者が自分ひとりでできるというのは確《たし》かに事実である。しかし、ここに二、三の例をあげて指摘してきたことについて、看護師が思慮《しりょ》を働かせて気を配《くば》ることができないのであれば、たいへんに気弱《きよわ》な患者たちとしては、看護師に介助を頼《たの》むよりも自分でしたほうがずっと楽だということになる。そして患者はそれをするとき（まったく悪意からではなく本能的に）受持ちの看護師が不在の時間を見計《みはか》らってするのであるが、それはつまり、そろそろと歩いてベッドから椅子《いす》に移ったり、ほかの部屋へ行ったり、階段を降《お》りたり、あるいはちょっとのあいだ戸外《こがい》へ出たり、などを独力でできる素晴らしさを味わっているそのときに、看護師が突然に部屋へ入ってきたり声をかけてきたりすることを恐れるからそうなるのである。こうした瞬間に余計《よけい》な声をかけて患者の注意力をそらしたりすると、患者は気が動転《どうてん》してしまう。このようなばあい、この患者の状態から見れば、この種《しゅ》の努力は一日に一、二度、しかも毎日同じ時刻にしか試《こころ》みないと考えてよいであろう。誰にも邪魔《じゃま》されないで患者にそれができるように、看護師や家族たちが取り計《はか》らわないとすれば、それはまったく無情《むじょう》なことである。立ったままでいられない患者、あるいは座《すわ》ったままでいられない患者でさえも、その多くが歩くことはできると覚《おぼ》えておくこと。立ったままでいることは、体力の衰《おとろ》えている患者にとっては、ほかのどんな姿勢《しせい》よりも辛《つら》いことなのである。

34 夜になって、すっかり寝る仕度《したく》を終えた患者の部屋のなかで、あなたが何かをすることは、それが何であろうと、彼に眠《ねむ》れない夜を過ごさせる危険性を十倍も増大させることになる。さらに、患者を寝《ね》入りばなに目覚《めざ》めさせたりすれば、それは危険性の増大どころか、彼に眠《ねむ》れない夜を絶対保証《ほしょう》することになる。

35　病人の付添《つきそい》人および見舞《みまい》客のすべてに、また病気やその経過について判定しなければならない人たちすべてに、ひとつのヒントを与えておきたい。あなたと一時間ほど機嫌《きげん》よく会話を交《か》わした患者のところへ、《その後》もう一度もどって、彼のようすを観察してみることである。これが患者のありのままの状態を判定するのに最良の方法である。会話の最中の患者の行動や外見にもとづいて判断をくだしてはならない。できるならば、患者がその夜をどう過ごしたかをも合わせて、注意深くかつ正確に調べることである。

努力し過ぎた影響が病人に現われるとき

36　人間は何かに懸命《けんめい》に努力している最中に元気を失うようなことはまずない。あったとしても稀《まれ》である。問題になるのは、それが終わった後《あと》なのである。実際のところ、努力し過ぎた影響が現われるのは、ほとんどのばあい、努力している最中ではなく終わった後である。患者が努力の最中で気持ちが昂《たか》ぶっているときだけを見て判断することが多いが、これは最も愚《おろ》かなことである。その時点では「何ら害を及《およ》ぼしてはいない」と報告されていたようなことが原因で、死への転帰《てんき》をとるひとは非常に多いのである。

不注意な訪問の結果についての不注意な観察

37　経験を積《つ》んできた老看護師のひとりとして私は、たとえば次のような軽率《けいそつ》な発言は絶対にしないよう、心からお願いする。こんな面会人が訪《たず》ねて来たあと、一晩中譫妄《せんもう》状態に陥《おちい》った患者を私は何人か知っているのである。すなわち、見舞《みまい》客は訪《たず》ねてきて、「良くなりましたね」と患者に声をかけ、「すこし気晴《きば》らしが足《た》りないだけだ」と思い、また次に訪ねてきて、「私が面会にきたことで具合《ぐあい》が悪くなったりしなかったでしょうね」と言ったきり、返事を待つでもなく患者のようすを見るでもなく行ってしまったのである。「ええ、おかげでますます悪くなりました」と答える患者は、まず現実にはいないであろう。

38　このばあい、これによって患者が死に至《いた》ったり譫妄《せんもう》状態に陥《おちい》ったりするようなことはごく稀《まれ》であるにしても、患者には非常な危険をもたらす。眼に見えない影響がはるかに確実に起こってくるからである。《あなたにとっては》何でもないことであろう。しかし哀《あわ》れな患者にとっては《無事にはすまない》ことなのである。つまり、患者自身も、加害者《かがいしゃ》も、ほんとうの原因に気づきはしないが、ともかく患者は苦しみを受ける。これは、非常に注意深い観察をする看護師でなければ、はっきりと確《たし》かめられないことである。患者は、何が自分にひどい害を与えたかを言い立てたりもしないことが多いからである。

病人のベッドにもたれないこと

39　患者のベッドに寄《よ》りかかったり、腰かけたり、不必要に震動《しんどう》を与えたり、またたんに触《さわ》ったりすることでさえも、絶対にしてはならないと覚《おぼ》えておくこと。これは、どのようなばあいでも患者にとって苦痛であり苛立《いらだ》ちの種《たね》なのである。患者が腰かけている椅子《いす》をぐらつかせたばあいであれば、患者は自分の足でしっかりと身体《からだ》を支《ささ》えることができる。しかし、ベッドや長椅子の上では、患者は完全にあなたのなすがままであり、あなたが起こす震動のすべてを身体全体にもろに受けてしまうのである。

実際の病気と想像上の病気との違い

40　さて、ここで厳密に理解しておいてほしいことがある。それは、今まで述べてきたことはすべて、心気症《ヒポコンデリー》(3)の患者には当てはまらないということである。実際の病気であるか、想像上の病気であるかを区別することは、看護師の教育のなかでも重要な部分であり、また想像上の病気の患者の管理は看護師の職務のうちの重要な部分である。しかし、実際の病気の患者に必要とされる看護と、想像上の病気の患者に必要とされる看護とは、別のもの、というより相《あい》反する性質のものである。後者についてはここでは触《ふ》れない。実のところ、ここに記《しる》してきた徴候《ちょうこう》の多くは、実際の病気と想像上の病気との判別に役立つものである。

41 心気症《ヒポコンデリー》の患者にも、看護師の眼の前ではしないことを、看護師の見ていないところではする、といったことが非常に多いことは事実である。私が受持った心気症患者の多くは、定時の食事どきにはほとんど食べないが、その食物を彼のために戸棚《とだな》のなかなどにしまっておいたりすると、夜分に、あるいは隠《かく》れてこっそりと食べたりした。しかしこれは、まったく異《こと》なった動機からすることなのである。彼らは他人《ひと》に知られたくないという願望からそうするのである。一方、実際の病気の患者は、それが医師や看護師の方針に反するものでないかぎりは、自分がどれだけできたか、どれだけ食べられたか、あるいはどれくらい歩けたか、などを自慢《じまん》げに語るものである。さて、話を実際の病気の患者にもどそう。

病人に接するには簡潔さが必要

42 病人に接するには、何にもまして簡潔《かんけつ》さと果断《かだん》さとが要求される。病人に対しては、自分の考えを簡潔かつ明確に表現すること。あなた自身の心のなかに何らかの疑問や躊躇《ためらい》のあるようなことは、たとえそれが些細《ささい》なことであっても（私はむしろ些細なことのほうが良くないと言いたい）、絶対に患者に伝《つた》えないこと。疑問はあなた自身の内にしまっておき、決定していることだけを患者に伝えること。頭の外側《そとがわ》で考えるようなひと、かのホメロスの詩にあるように、自分が考えてきた全過程が、それを隠《かく》そうとする行為《こうい》に現われてしまうようなひと、ある結論に至《いた》った経過や結論に至らなかった経過のすべてをしゃべり散《ち》らすようなひと、このようなひとは絶対に病人のそばにいるべきではない。

それに加えて沈着さも

43 難産を経験した女性たちが私に語ってくれたが、彼女たちの精神力は、もっぱら医師と看護師の確固《かっこ》たる態度によって支《ささ》えられたということである。もし彼らのどちらかが、その出産には何か異常や不審《ふしん》があることをうっかり表《おもて》に出してしまうようなことでもあれば、「もうおしまいだ」と感じてしまったに違いない。

44 私は、生死《せいし》の境《さかい》をさまよっていた急性の病人のばあいに、同様のことを眼にしたことがある。その病人は、医師がすこしでも決断にためらいの色を見せたり、看護師がすこしでも冷静さと沈着《ちんちゃく》さを失ったりすると、たちまち死へと傾《かたむ》いていくのであった。

患者にとって優柔不断は最悪の苦痛

45 周囲の人間のためらいや優柔不断《ゆうじゅうふだん》、これはすべての患者にとって恐怖である。患者にしてみれば、他人の躊躇《ちゅうちょ》や優柔不断を突きつけられて苦しい思いをするくらいなら、自分で情報を集めて自分ひとりで決心してしまうほうが、はるかにましであろう。ある決定が他人の考えによって変更されることは、それが手術の変更であれ手紙の書き直しであれ、例外なく患者に打撃を与え、しかも患者にとってその打撃は、最も辛《つら》くて厳しい決心を強制されるばあいよりも、大きな打撃となる。さらに、多くのばあい、病気のときの想像力は、健康なときのそれより

---

(3) ヒポコンデリー〔hypochondriacs〕 心気症。自己の健康についての病的な不安から、実体的な病気はないのに、さまざまな病気や症状を自分で想像する神経症の一種。

も、はるかに活動的でかつ具体的なものなのである。たとえば、あなたがいったんある土地への転地《てんち》療法を患者にすすめ、そのあとで別の土地への変更をすすめたとする。そんなばあいに患者は、たちまち自分を両方の土地の住人に仕立《した》てて、想像のうちに両方の土地を駆《か》けめぐるので、あなたは、想像上の転地をさせることによって、実際に両方の土地へ引っ張《ぱ》りまわしたと同じくらい、患者を疲れさせてしまう結果となる。

46　さて、以上にもまして大切なことは、病室から出るときも入るときも速《すみ》やかに行動すること、ただし突然にでもなく大急ぎでもなく行動すること。さらに、いつあなたが病室から出ていくだろうかとか、いつ戻《もど》ってくるだろうかとかで、病人をじりじりと待たせて疲れさせるようなことをしてはならない。病室のなかでは、言葉におけると同じく動作においても簡潔《かんけつ》にして果断《かだん》なることが、急《せ》かず騒《さわ》がずの態度と並んで必要である。自分を失わずに心をしっかり持ちつづけること、それがあなたを、ぐずぐずあるいはせかせかのどちらの失敗からも、守ってくれる。

患者に気を使わせてはならない

47　患者にしてみれば、自分自身について気を配《くば》るのみならず、自分の看護師についてまで、彼女が時刻を守るひとなのか、根気《こんき》強いひとなのか、手ぎわよく冷静に仕事をするひとなのか、そうしたことについてまで、いろいろ気を配っていなければならないとしたら、いっそそんな看護師はそばにいてくれないほうがずっと良いであろう。——たとえその他の点では役にも立ち世話も上手《じょうず》な看護師であったとしても、また患者自身が自分ではとても身を処《しょ》せないほど弱っていたとしても、いてくれないほうがましなのである。

患者のための書物の朗読

48 病室内で患者のために朗読《ろうどく》して聞かせることについてであるが、私の経験からいえば、自分で書物も読めないほど病状の悪い患者は、ほとんどのばあい、他人の朗読にも耐《た》えられないものである。子供、眼病《がんびょう》の患者、字の読めない人びとなどのばあい、あるいは何らかの物理的障害があって書物を読めないばあいは例外である。他人の朗読を望《のぞ》むようなひとたちは、概《がい》して大した問題を持っていないひとたちである。発熱や脳の興奮などの症状のあるひとたちのばあい、努力して他人の朗読に耳を傾《かたむ》けていると、精神錯乱《さくらん》に陥《おちい》ることがよくある。朗読については、それが、病人にとって《思いやりを示すこと》になるという思い込みが、あまりにも一般的になっているので、私としてはごく控《ひか》え目に述べるにとどめる。しかし、ここに二つだけ確《たし》かなことを書いておこう。

朗読はゆっくり、はっきり、落着いて

49 （1）どうしても病人に読んで聞かせなければ《ならない》ものがあるときは、ゆっくりと読むこと。人びとは往々《おうおう》にして、病人の疲労を最少にとどめるには、朗読《ろうどく》の時間を最少にすればよいと思っている。そこで彼らは、早口《はやくち》になり、突撃《とつげき》さながら駆《か》け足で読み上げるのであるが、これほど大きな思い違いはない。奇術師《きじゅつし》のウーダン[4]によれば、話を相手に短く感じさせるには、ゆっくりと話せばよいそうである。病人に読んで聞かせるばあいにも同じことがいえる。こういう誤《あやま》った朗読をするひとに対して患者が「読み上げないで、話すようにしてください」*と注文しているのを、私はよく耳にした。話しかけるように読んでくれれば、早口読みに

（4）ウーダン〔Houdin〕 Jean Eugene Robert Houdin（一八〇五〜一八七一）。フランスの有名な奇術師。著作家でもある。

もならないであろうし、重要でないところを読みとばさないまでも適当に省略したり、またある部分はもぐもぐと言葉を濁《にご》して読んだりする、そうしたむら読みもなくなるであろうと、患者は無意識のうちに考え当《あ》てているのである。読み手が、つい自分の興味につられてしまい、自分本位に朗読《ろうどく》を中断したり、途中《とちゅう》で読み誤《あやま》りに気づいたりする、これでは気の毒に、患者の気晴《きば》らしの、せっかくの機会もふいになる。病人に読んで聞かせる方法を知っているひと、すなわち、ふつうに話すのとまったく同じ調子《ちょうし》で心地よく朗読するひとは、ごく稀《まれ》である。たいていのひとは、ふつうに話すときにはすらすらと話せるのに、こと朗読となると、歌のような節《ふし》がついてみたり、妙《みょう》におずおずとなってみたり、吃《ども》ったり、早口《はやくち》になったり、もぐもぐと口ごもったりする。病人に読んで聞かせるときは、むしろゆっくり目がよく、また思いきってはっきりと読むべきであるが、かといって演説口調《くちょう》はよくない。また、むしろ単調なほうがよく、歌うようなのはいけない。むしろ大きい声のほうがよいが、そうかといって騒《さわ》がしいのは困る。そして何よりも、けっして長時間にわたらないこと。また病人がそれに耐《た》えられるかどうかを、よくよく確《たし》かめること。

＊　内気で話せないような子供は別として、病気の子供はよくこういう注文をつけるものである。彼らは決まって、物語を読んでもらうよりは、話してもらうほうを好む。

病人には、読み聞かせるより語り聞かせる

ときどき思い出したような音読をしてはならない

50　(2)　病室のなかで、自分は黙読《もくどく》していて、病人を楽しませるような、というよりは、読み手が楽しくなるようなところにくるたびに声を出して読む、という驚くべき習慣があるが、その無神経ぶりは理解に苦しむ。あなたが黙読《もくどく》にふけっている間、患者は何を考えていると思っているのであろうか？　あなたが黙読を楽しんでいるその間は、患者もそれまで朗読《ろうどく》してもらったところを思い出して楽しんでおり、あなたが再び楽しく朗読を始めようと思ったときには、患者も別のことに注意を向ける準備ができている、とでも思っているのであろうか。相手が病人であれ健康人であれ、また聞かされている間じゅう相手が何もしないでいようが何かをしていようが、こういう朗読を他人に聞かせる人間の、自分勝手さと無神経ぶりには理解し難《がた》いものがある。もっとも、読んでもらう立場の人が気が優《やさ》しすぎて、そのはた迷惑を言いたてないばあいが多いのであるが。

階上のひとの物音　51

もうひとこと加えておきたい。近頃《ちかごろ》の建物の多くが安普請《やすぶしん》なために、階段や床《ゆか》を歩く足音が家じゅうに響《ひび》きわたる。上階になればなるほど震動《しんどう》は激しい。頭上《ずじょう》に住人がいることによって病人がどれほど悩まされるかは、ちょっと想像し難《がた》いものがある。がっしりと建てられている古い建物のなかでは、音や震動はそれほど問題にならない。そして幸いなことに病院の多くはこうした古い建物である。しかし安普請の建物のばあい、これは深刻な悩みであり、ある種《しゅ》の疾病《しっぺい》においてはとくに、患者を苛立《いらだ》たせる原因となる。どうしても病室の上階の部屋を無人にできないばあいには、階段を昇《のぼ》り降《お》りする分だけよけいに疲れるとしても、そういう患者を最上階の部屋に移《うつ》すほうがずっとよい。そうでないと患者は、どのような鎮静剤《ちんせいざい》を使っても鎮《しず》めることのできないほどの不眠状態に陥《おちい》ってしまうに違いない。病人が「頭上の足音が心臓に切りこむようだ」と訴えはじめたら要注意である。患者の眼に《見えないところからくる音》は例外なく、患者にとっては不意打《ふいう》ちの物音と同じに感じられる、ということを忘れてはならない。特別に神経の興奮しやすい患者にとっては、同じ部屋のなかに他人がいるよりも、頭上からの、あるいは薄《うす》い間仕切《まじき》りの向こうの部屋からの音のほうがはるかに有害となる、ということもよく納得できる。このような患者たちに静けさを確保するためならば、どんな犠牲《ぎせい》を払っても、それだけの価値があるのである。なぜならば、こういう患者のばあいは、たとえいかに新鮮な空気に恵《めぐ》まれ、いかに良い付添人《つきそいにん》に恵まれたとしても、静けさがなければ何にもならないからである。

音楽

52 病人に音楽を聴《き》かせることの効用については、従来ほとんど注目されてこなかった。実際問題として、病人に音楽を聴かせるとなると、現状ではたいへんな出費となるために、その一般への普及《ふきゅう》は問題外とされているからである。ここでは簡単に私の考えだけを述べておく。音の持続が可能な楽器、すなわち声楽《せいがく》を含めた吹奏楽器と弦楽器とは一般的に良い効果を上げており、反対に、ピアノのような音がつながらない楽器の音は逆《ぎゃく》の効果をもたらす。いかに優《すぐ》れた演奏といえども、ピアノの音は病人を痛めつけるが、一方、「埴生《はにゅう》の宿《やど》」[5]や「柳の下にたたずんで」[6]といった曲の旋律《せんりつ》を、ごく普通のオルガンでかなでてみると、病人の気分はかなり鎮《しず》まる。もっともこれは、その曲名からくる連想とはまったく関係がない。

（5）「埴生の宿」〔Home, sweet home〕 ヘンリー・ビショップ（一七八六～一八五五）の歌曲で、わが国ではイギリス民謡として親しまれている。

（6）「柳の下にたたずんで」〔Assisa a piè d'un salice〕 G・ロッシーニ（一七九二～一八六八）の歌劇『オテロ』のなかの歌曲。わが国では馴染みがうすいが、叙情的で静かな旋律である。

53
音楽は、《活力に充ちている》健康人に対しては、巧《たく》まずして、その活力溢《あふ》れる生命の悦《よろこ》びを呼び起《お》こし、《活力のあるはずのない》病人に対しては、悦《よろこ》びをもたらし、また自分の無力に対する神経の苛立《いらだ》ちをぬぐい去ってくれる。

五、変　化　Variety

変化は回復をもたらす一つの手段

1　老練《ろうれん》の看護師あるいは永《なが》く病《や》んでいる患者以外の人びとには、長期にわたってひとつ二つの部屋に閉《と》じ込められ、毎日毎日、同じ壁《かべ》と同じ天井《てんじょう》と同じ周囲《まわり》の風物《ふうぶつ》とを眺《なが》めて暮らすことが、どんなに病人の神経を痛《いた》めつけるかは、ほとんど想像もつかないであろう。

2　よく指摘されることであるが、はげしい疼痛発作《とうつうほっさ》に悩《なや》まされている病人のほうが、神経衰弱《しんけいすいじゃく》の病人よりも気分が明るく、その理由は、前者には発作《ほっさ》の休止期という悦《よろこ》びがあるからだそうである。しかし私はむしろ、気分が明るい病人の大部分は、その病気の種類を問《と》わず、ひとつ部屋に閉《と》じ込められていないひとであり、反対に、気分の暗い病人の大部分は、長期にわたって身のまわりの単調さを強《し》いられてきたひとであると考える。

3　二十一年もの間「茹で牛肉《ボイルドビーフ》」(1)ばかり食べさせられて、すっかり胃腸をやられてしまった兵士の例をひくまでもなく、単調な食事によって消化器官が損《そこ》なわれると同じく、神経組織もまた、たしかに、この種の単調さによって損《そこ》なわれるのである。

色彩も形も回復の手段

4　美しい事物《じぶつ》、物を変化させること、とりわけ輝《かがや》くように美しい色彩が病人に及《およ》ぼす影響については、まったく評価されていない。

5 このような色彩や変化への渇望《かつぼう》は、ふつう患者の「気まぐれ」と呼ばれている。たしかに患者が「気まぐれ」で、たとえば、まったく相反する性質のものを同時に要求したりすることも多い。しかしそういうことよりも、(いわゆる)「気まぐれ」が、その患者の回復にとって何が必要であるかを教えてくれる、きわめて貴重な指標《しるし》であることのほうが、はるかに多いのである。看護師が、患者のこの(いわゆる)「気まぐれ」について、注意深く観察をするなら、それは得るところがあるであろう。

6 私が見てきたところでは、熱病《ねつびょう》患者のばあい(私自身も、熱病で倒《たお》れたとき感じたのであるが)最もはげしい症状を現《あら》わすのは、(仮病舎《かりびょうしゃ》などに入れられて)窓から外がまったく見えず、見えるものは天井《てんじょう》や壁面《かべ》の板《いた》の節目《ふしめ》ばかり、といった患者たちであった。色鮮《あざ》やかな花一束《ひとたば》に狂喜した熱病患者たちの姿を、私は一生忘れないであろう。そしてまた、(これは私自身のばあいであったが)病床に一束《ひとたば》の野の花が届《とど》けられたときのこと、そしてそれ以来、回復への足どりがずっと速《はや》くなってきたことを、今もありありと思いだす。

これは決して空想ではない

7 この効果は、たんに気分的なものにすぎないと、人びとは言う。しかし、けっしてそんなものではない。効果はまさに身体《からだ》にも及《およ》ぶのである。どういう経路で物の形状《かたち》や色彩や明るさなどの影響が身体にまで及ぶのか、その作用機序《きじょ》はほとんど知られていない。しかし私たちは、現実にそれらが身体的効果を持つことを知っているのである。

(1) ボイルドビーフ〔boiled beef〕 スープのなかに少量の牛肉と練り粉だんごとキャベツなどの野菜が入ったもの。

8　患者の眼に映《うつ》るいろいろな物の、その形の変化や色彩の美しさ、それはまさに、患者に回復をもたらす現実的な手段なのである。

9　しかし、変化といっても、それは《ゆっくりした》変化でなければならない。たとえば、患者に十枚ほどの版画を見せるとして、それを一気に矢継《やつ》ぎ早《ばや》に見せるとすると、患者は、十人のうち九人までは、寒気《さむけ》がしたり目眩《めま》いがしたり発熱したり、あるいは、どうかすると吐《は》き気を催《もよお》したりさえするであろう。しかし、同じそれを見せるにも、まずその一枚を患者の見える場所に掛け、一日おき、あるいは一週間、一カ月おきに取りかえるようにすれば、その変化が患者をどんなにか愉《たの》しませることになるであろう。

花

10　病室にはびこる愚《おろ》かと無知の極《きわ》みをみごとに物語るものとして、こんな実例がある。患者を炭酸ガスが最も多い成分かと思われるほど汚《よご》れきった空気のなかに放置《ほうち》しながら、その一方、切《き》り花《ばな》や鉢《はち》植《う》えの持ちこみを、健康に害を及《およ》ぼすという理由で禁止するような看護師がいる。いったい病室や病棟が植物で「過密《かみつ》状態」になるほど持ちこまれることがあるであろうか？　また現《げん》に持ちこまれている植物が夜間に発生させる炭酸ガス量といっても、蠅《はえ》一匹も毒しはしないであろう。それどころか植物は、混《こ》み合った部屋のなかで、室内の炭酸ガスを吸収して酸素を産出してくれるのである。切《き》り花《ばな》もまた、水を分解して酸素を出してくれる。百合《ゆり》などの花は、その匂《にお》いが神経系統を衰弱《すいじゃく》させる働きがあると言われており、それは正しいが、そうした花はその匂いでそれと簡単に判別できるので、避《さ》けることができる。

11　心が身体《からだ》に及《およ》ぼす影響については、多くの言葉が語られ、多くの書物が書かれていて、その

からだがこころにおよぼす影響

指摘のほとんどは正しい。しかし私は、身体《からだ》が心に及《およ》ぼす影響について、もう一歩考え進んでほしいと思う。あなた方だっていろいろな心配ごとに悶々《もんもん》とすることもあろう。ところが健康人であるあなた方には、リージェント街(2)に繰《く》り出したり、田舎《いなか》に散歩に出かけたり、場所や相手を変えて食事を楽しんだり、その他いろいろな気晴《きば》らしが、その気になれば毎日でもできる。あなた方は気づいていないであろうが、それによって、あなた方の心の悩《なや》みはどれほど軽《けい》減《げん》されていることだろう。その一方、これもあなた方は気づいていないであろうが、そのような変化を持てない病人のばあい、心の悩《なや》みはますます募《つの》り、病室の壁《かべ》面にまで心配ごとが掲《かか》げられているように見え、ベッドの周囲に心配ごとの亡霊《ぼうれい》が彷徨《さまよ》うのを感じ、そうして、変化という救《すく》いの手がさしのべられないかぎり、つきまとって離れぬ想念《おもい》から逃れることは不可能となっているのである。

病人は身体的苦痛と同様精神的苦痛によっても非常に苦しむ

12 胸のなかでは、愉《たの》しい想いは抑《おさ》えられ、なぜか辛《つら》い想いばかりが頭をもたげてくる。それは病人自身にとってたいへんな苦痛なのであるが、なぜそうなってしまうのか、自分にもわからない。そこで病人は、その理由を考えて自問自答する。そんな自分自身を不甲斐《ふがい》なくも思う。しかしどう足掻《あが》いてみても、すべては無駄《むだ》なのである。実際のところは、まともにその理由を詮索《せんさく》してみたりするよりは、書物とか会話とかに熱中できて、お腹《なか》の底から笑ったほうが、はるかに簡単に、この辛い苦悩から逃《のが》れられるのである。あるいは、笑うだけの体力もないばあ

（2） リージェント街［Regent Street］ ロンドンの繁華街。十九世紀の頃には、リージェント街に〝繰り出す〟という風俗があった。

いもあろうが、そのとき患者に必要なものは、自然が与えてくれるあの感銘《かんめい》なのである。病人に生命のない壁面《かべ》を凝視《ぎょうし》させておくことの残酷《ざんこく》さについては、すでに述べた。多くの病気のばあい、とりわけ熱病《ねつびょう》の回復期にあっては、病室の壁面は病人に向かって、ありとあらゆる形相《ぎょうそう》を見せるのである。ところが、それが花であれば、けっしてそういうことはない。その形や色彩は、いかなる議論や詮索《せんさく》にもまして、患者から苦悩をぬぐい去ってくれる。

13 病人というものは、脚《あし》の骨折のときに他人の手を借《か》りないかぎり脚を動かせないのと同じように、外から変化が与えられないかぎり、自分で自分の気持ちを変えることができない。まったくのところ、これこそ病気についてまわるひとつの大きな苦悩なのである。それはちょうど、骨折した四肢《しし》にとって一定の肢位《しい》を保《たも》っていることが最大の苦痛であると同じである。

病人の想いに変化をもたせるように援助する

14 いつも不思議でならないのであるが、自《みずか》ら看護師と称《しょう》する教養豊《ゆた》かな人びとでさえ、こんなことをしている。彼女たちは、自分の生活や仕事については、一日に何度も、あれこれ変化をもたせておりながら、寝たきりの病人たちを看護（！）しているというのに、病人の身のまわりに変化をつけて気分転換をはかったりなどまるでせず、ただじっと重苦《おもくる》しい壁面《かべ》を見つめさせておくのである。こういう看護師たちは、患者が窓の外が見えるようにベッドを移動することさえ、まずは思いつかない。それどころか、ベッドはいつも、その部屋のなかの最も暗くて最も殺風景《さっぷうけい》な隅《すみ》のほうに置かれたままである。

「窓の外を見たい」という病人の切なる願い

15 記憶に残っている適切な例がひとつある。それはある男性の例で、事故で脊椎《せきつい》に損傷《そんしょう》を受け長期の病臥《びょうが》の末《すえ》に亡《な》くなったひとであった。そのひとは労働者で、いわゆる「自然への希求《ききゅう》」

などとはおよそ無縁なひとであったが、その彼が必死になって「もういちど、窓の外を見たがった」のである。そこで受持ちの看護師は、彼を背負《せお》い、やっとの思いで患者を窓につかまらせて、いっときの間「外を見せた」のであった。その看護師は痛《いた》ましくも、そのために重病にかかり、あやうく命を落とすところであった。患者はその事実を知るよしもなかったが、他の多くの人びとはこのいきさつを知っていた。ところが、私の知るかぎりでは、このいきさつを知っていた人びとの胸のなかに、つぎのような確信は生まれなかったようである。すなわち、飢《う》えた眼が変化を渇望《かつぼう》するのは、まさに飢えた胃袋が食物を求めると同様に、必死なものであり、いずれのばあいもその渇望は飢えたひとを動かして、どんなことをしてでも満足を手に入れようとさせるものだ、ということである。それは「必死」としか形容できないであろう。「眺《なが》め」のない病床、何の変化も工夫《くふう》されない病床、それはたとえば調理場のない病院と同じで、病院の管理者や付添人《つきそい》たちに、まさに無知と愚《おろ》かの刻印《こくいん》を押すものである。

16 しかも、このようなことへの配慮が、病人のばあいほどみごとに功《こう》を奏《そう》する例はほかにない。詩人たちは「大自然の魅力《みりょく》」を情熱をこめて讃《たた》えあげる。しかし私は思うのであるが、およそ大自然のただ中に立って感じる魂《たましい》を貫《つらぬ》かれるような歓喜《かんき》といえども、ロンドンの裏通りに閉《と》じ込められた病人たちが、団栗《どんぐり》や橡《とち》の実《み》を高さ六インチ〔十五センチ〕ばかりの樹《き》に育てあげる、その歓《よろこ》びにはとても及《およ》ばないであろう。おそらく、ヨーロッパの隅々《すみずみ》までを一生かけて旅行しても、それほどの歓びは得られないであろう。

17 病人が「もう少し自制心《じせいしん》を働かせさえすれば」、つまり病人がその気になりさえすれば、「病気を悪化させるもろもろの心痛《しんつう》から免《まぬが》れることができる」であろうに、と健康な人は誰《だれ》しも思うのであるが、それはたいへんな誤《あやま》りである。まったくのところ、穏《おだ》やかな物腰《ものごし》と礼儀正しい態度を保《たも》っている病人たちは、その《ほとんど》が、一日じゅうその一刻《いっこく》一刻に、あなたが知っているどんなに強い自制心《じせいしん》よりもはるかに強い自制心を働かせている。それはあなた自身が病気にならないかぎり理解できないであろう。他人が病室を横切《よこぎ》る足音の一歩一歩までが、病人にとっては苦痛なのである。頭のなかをよぎる思いのひとつひとつも、そのほとんどが彼にとっては苦痛なのである。それでいて彼が、無作法《ぶさほう》に口をきいたり、不愉快《ふゆかい》な眼つきを投げたりしないとしたら、それはとりもなおさず、彼が自制心を働かせているからなのである。

18 たとえば、あなたが徹夜《てつや》で仕事をしたあと、お茶一杯飲むことも許されないばかりか、「自制心を働かせなさい」と、たしなめられたとしたら、あなたは何と言うであろうか？　ところが、病人の神経は常に、あなたが徹夜したあとの神経と同じ状態にあるのである。

19 病人の食事については配慮が必要だと、当然考えられるであろう。それと同じで、いま述べたような神経の状態も、それが緩和《かんわ》されるのは、ほとんどが、まわりの人間の配慮によるのである。美しい景色を見せること、いろいろな花*や可愛《かわい》らしい品々などを、その変化に気を配《くば》りつつ見せること、そうした配慮によって患者の神経は安《やす》らぎを得る。また陽光が射《さ》してくるだけで神経が鎮《しず》まることも多い。夜《よ》ごとに病人は「夜明けが待ちどおしい」という。これはまさに陽光への希求《ききゅう》であり、眼に映《うつ》るさまざまな物が病《や》み疲れた心を和《やわ》らげてくれた、その記憶からくるものにほかならない。

＊ たとえば、ある種の病人は紅（あか）い花に刺激を感じ、深い青色に疲労を感じるなどのことがあるが、それは、病人を観察した経験の持ち主の誰もが否定しえない事実である。

色彩が身体におよぼす影響

20 もうひとつ、男であれ女であれ、誰《だれ》でも何か自分の手仕事をいくつか持っているはずである。もっとも、自分の衣装《いしょう》さえひとりでは着られない御立派な貴婦人方がたまにおられるが、そんな方々は例外で、彼女たちは、こと神経状態に関しては、実質的には病人と同類《どうるい》に属《ぞく》する。それはさておき、あなたにとって、こうした手先《てさき》の仕事が、どんなに救《すく》いになっているか、またこれを奪《うば》われると、一種独特の苛立《いらだ》ちが募《つの》って、それがどんなに病人を苦しめることになるか、あなたには想像もできないであろう。

病人の奪われた手仕事を埋め合わせる

21 ちょっとした針《はり》仕事や、ちょっとした書きもの、あるいはちょっとした掃除など、これができる病人のばあい、それは病人にとって何よりの救《すく》いとなる。これらの手仕事は、あなた方にとっても、自分では気づいていないであろうが、何よりの救《すく》いとなっているのである。読書は往々《おうおう》にして病人にできる唯一《ゆいいつ》の慰《なぐさ》めであるが、これはあまりこの種《しゅ》の救いにはならない。このことを心に留《と》め、また、あなたには病人には許されない手仕事もいろいろと許されているということも心に留め、そのうえで、病人たちに彼らが楽しめるようないろいろな変化を与えることも、また心に留めておいてほしい。

22 もはや言うまでもないであろうが、針仕事や書きもの、その他やっていると際限《きり》のない手仕事は、度《ど》を越すと、手仕事がないために（これがひとつの原因で）生ずる苛々《いらいら》と同じ苛々をもたらす。

六、食　事　Taking Food

食事の時間帯についての注意不足

1　病人を注意深く観察しているひとであれば誰《だれ》もが同意してくれると思うが、毎年何千人という患者が、食物が豊富にありながら、いわば餓死《がし》させられている。それは、患者が食物を食べられるようにする方法について注意の向け方が不足しているからである。このような注意不足は、病人に不可能なことを強《し》いている人びとの側《がわ》にも、自分に可能なことをやろうと努力しない病人自身の側にも、明らかに見られる。

2　たとえば、衰弱《すいじゃく》のはげしい患者の大部分にとっては、午前十一時以前に固形《こけい》食を摂《と》ることは不可能である。まして、その時間までずっと絶食状態が続いていて、体力がいっそう弱っているようなばあいには、十一時を過ぎても食べられない。というのは、一般に衰弱している患者は夜間に発熱することが多く、したがって朝になると口の渇《かわ》きが激《はげ》しく、この渇いた口で固形食がたとえ食べられたとしても、それはかえって身体《からだ》に悪いからである。このような患者のばあい、牛肉スープ(1)、葡萄酒《ぶどうしゅ》にといた葛粉《くずこ》、あるいは卵酒《たまござけ》などを、一時間ごとにスプーン一杯ずつ与えるようにすると、栄養上の必要も満《み》たされるし、あとで回復に不可欠な固形食を食べるときに、消耗《しょうもう》しきって摂取《せっしゅ》できないといった事態《じたい》も招《まね》かないですむであろう。ものを嚥《の》み込める患者であれば、こうした流動食は、その気になれば必ず喉《のど》を通《とお》せるはずである。それなのに、患者の朝食に羊肉《マトン》の厚切《あつぎ》りひと切《き》れと卵《たまご》一個にベーコンの指示があった、などとよく耳にするが、そんなものを（ちょっと考えればわかることであるが）そんな時刻に患者が咀嚼《そしゃく》できるわけがない。

3　また、三時間ごとに患者にカップ一杯の食物を与えるよう指示を受けたが、患者の胃がそれを受けつけないようなばあいには、一時間ごとに大さじ一杯ずつ与えてみるとよい。それもだめなら、十五分おきに茶さじ一杯ずつ与えてみることである。

4　このような、細《こま》かいことでありながら重要なことについての配慮《はいりょ》と工夫《くふう》とが足《た》りないがために、患者の生命が失われる例は、病院看護にくらべて、家庭看護のばあいのほうが多いようである。これは私が思うに、施設における医師と看護師長との間には、家庭における医師と家族との間におけるよりも、より緊密な《連帯関係》が成り立っていて、互《たが》いに助け合っているためであろう。

生命は往々にして食事時刻の数分のずれに左右される

5　非常に衰弱《すいじゃく》している患者のばあい、食事時間の十分間の遅《おく》れ、あるいは飽食《ほうしょく》感（ここでいう飽食感とは、看護師が時間を厳守しないことから起《お》こるもので、患者が何かで消耗《しょうもう》した直後に、ほとんど時間も置かずに食事を強《し》いる、そんなばあいに生ずる飽食感のことである）が、どんなに重大な結果をもたらすかを知っていれば、このような事態を絶対にひき起こさないよう、もっと注意を集中するはずである。非常に衰弱《すいじゃく》している病人のばあいには神経性の嚥下《えんげ》困

（1）牛肉スープ［beef tea］牛肉のスープを濃く煮つめたもので、病弱者用の滋養飲料。ビーフティー。

難の発作《ほっさ》が生じやすく、しかもその発作は、ちょっとでもほかの消耗《しょうもう》が加わるといっそう激しくなるので、分《ふん》単位で指示されている時刻を正確に守って食物を与えないと、時刻を指定されているほかの処置や用務との重《かさ》なりを避《さ》けつつ、あらためて食事予定を組み直さなければならず、結局は、つぎの［発作の］休止期まで患者はまったく栄養物が摂《と》れないことになる。つまり十分ほどの時間の遅《おく》れが、結果的には、二、三時間の遅れですめばもっけの幸い、ということになりかねない。それにしても、分単位で時間を厳守することが、なぜそんなに難《むずか》しいのであろうか。ひとの生命というものは、往々《おうおう》にして、文字どおり、この一分一刻に左右されるものなのである。

6 ほんの二、三時間が生死の岐《わか》れ目となる急性疾患《しっかん》の患者のばあいは、こうした注意は概《がい》してよく行き届《とど》いており、とりわけ病院ではきちんとしている。そして医師や看護師によって、あるいは両者が力を合わせて、分単位で時間厳守の栄養摂取《せっしゅ》が指示され、実施され、その行き届《とど》いた看護によって、いわば命拾《いのちびろ》いする患者の数はきわめて多い。

慢性病の患者によく起こる餓死

7 慢性疾患で何カ月も何年も病床にある患者のばあいは、たんに食事を摂《と》れない状態が長引《ながび》いただけで、それが結局、命奪《いのちと》りとなることが多い。それについては、ちょっとした工夫《くふう》と不屈《ふくつ》の忍耐力とがあれば、たぶん避《さ》けられたと思われる不幸な例を私はいくつも知っているが、もはやそれを列挙《れっきょ》する必要もないであろう。患者が食物を摂れる時刻について考慮をめぐらすこと、人によってもばあいによってもさまざまであるが、患者の衰弱《すいじゃく》が最もはげしい時間帯について観察すること、衰弱のはげしい時刻を予測しその時刻を避《さ》けるために、食事の時刻を組みかえてみること、そのためには観察と創意工夫《そういくふう》と忍耐力（これらはまさに優《すぐ》れた看護師が持っている特質である）が要求されるが、そうすることによって、もっと多くの生命が救《すく》われるであろう。

食物を患者のそばに置き放しにしないこと

8　患者が手をつけなかった食物を、後《あと》で食べてくれることを期待して、つぎの食事時刻まで患者のそばに置いておくようなことがあるが、これは結局、患者が何も食べられなくなるだけである。こうしたちょっとした無知によって、患者が食べられる品数《しなかず》はひとつ二つと確実に減《へ》っていく。食物は、適切な時刻に配膳《はいぜん》し、食べても食べなくとも、しかるべき時刻には下膳《げぜん》すること。食物を見ただけで吐《は》き気《け》がする、そんな患者にしたくないなら、患者のそばに「いつも何か食物が置いてある」ようなことは絶対にしてはならない。

9　一方、医師の簡単な質問によって患者の生命が救《すく》われた例がある。その患者はあまり食べられないために衰弱《すいじゃく》しつづけていたのであるが、医師が「それにしても、食べられそうな気のする時間は全然《ぜんぜん》ないのですか？」と訊《き》くと、「いえ、あるんです。○時と○時なら、いつでも食べられます」と答えた。そして、そのとおりにしてみたら、まさしく成功した。しかしながら、このように自分で言えるような患者はきわめて稀《まれ》である。何時《いつ》なら患者が食べられるか、よく観察してその時刻をつきとめること、それはあなた方の任務である。

患者は自分の食事以外の食物を見ないほうがよい

10　なるべく患者には、他人の食物を眼にしたり、その匂《にお》いをかいだりさせないこと。とても一度には食べきれない量の食物を見せないこと。また、食物の話を聞かせたり、生《なま》の食材を見せたりも避《さ》けること。私の知るかぎり、この原則に例外はない。この原則が破《やぶ》られると、程度の差はあっても、必ず患者の食欲は減退《げんたい》してくる。

11　病院の大部屋のばあいには、もちろんこれらの原則をすべて守ることは不可能である。また個室であっても、患者が重態《じゅうたい》で絶《た》え間なく綿密《めんみつ》な観察を必要とするようなばあい、付添《つきそい》人が室外で食事を摂《と》るからといって、いつでもその交替要員が得られるとはかぎらない。そのようなばあいでも、たとえ患者自身はそれに気づかないにせよ、付添人が眼の前で食べているのを眼にすることによって、患者の食欲が減退《げんたい》するという事実には変わりがない。ときには、患者がこのことに気づいて不満を訴《うった》えることもある。そういえば、いま思い出した例であるが、意識不明と思われていた患者が、口が利《き》けるようになったとたん、この種《しゅ》の不満を述べ立てたことがあった。

12　にもかかわらず、組織管理の整《ととの》った病院には良さもあることを忘れないでほしい。すなわちそれは、時間の絶対厳守と、患者が食事中の病室ではほかのことはいっさいしないという絶対原則が守られることであり、この二つは患者を集団として収容していることから生まれる避《さ》けがたい種々の弊害《へいがい》を埋《う》め合わせて余《あま》りあるほどの価値を持っている。一方、家庭看護のばあいは、患者が食事をしている病室のなかで、あるいは何とか食べようと努力している患者のそばで、看護師がせかせかと掃除などしている光景をよく見かける。

13　食事中の病人はなるべくひとりにしておくほうが良い、と言われるが、それは問題なく正しい。たとえ食事介助の必要な患者でも、介助しながら話しかけたり話させたりしないこと。とりわけ食物の話題は禁物《きんもつ》である。

14 職業上の理由から療養中も仕事を強《し》いられている病人のばあいは、食事中に仕事を持ちこんだり話しかけたりしないこと。たとえ患者が面白がっている話題であっても、それを食事直前まで話しつづけたりしないこと。また、面会などの約束時間を食事直後に設定したりして、食事中に心急《こころせ》く想《おも》いをさせたりなどしないこと。これは「例外なしの絶対原則」である。

15 患者が食物を食べられるかどうかは、また、患者が素直《すなお》なひとで自分で努力して食べるようなばあいは、それが栄養として吸収されるかどうかは、全面的に以上の原則、とりわけ「時間厳守という」第一の原則が守られるか否《いな》かにかかってくる。

病人食の品質には注意の上にも注意すること

16 看護師たるものは、酸《す》っぱくなった牛乳《ミルク》、変質《へんしつ》した肉やスープ、腐《くさ》った卵、あるいは生煮《なまに》えの野菜などを、患者の前に出すようなことは絶対にあってはならない。ところが、看護師以外のひとの鼻や眼にもそれとはっきりわかるようなものが、病棟へ持ちこまれることも少なくない。こういうばあいにこそ、賢明な看護師の真価《しんか》が発揮《はっき》される。彼女はそんな悪い食事を患者に出したりしないばかりか、患者を落胆《がっかり》させないために、二、三分間のうちに手早《てばや》くほかの何かを料理するであろう。そもそも病人食の調理は、不幸な患者の衰弱《すいじゃく》した消化力の働きの半分を代行《だいこう》するものでなければならない。にもかかわらず、その反対に、あなた方が悪い食事で患者の消化力をさらに痛めつけるとしたら、患者はいったいどうなることか。その消化力はどうなることか。

17 看護師は知的な存在であって、たんに患者の食膳《しょくぜん》をあげさげする運搬人などではないというのであれば、彼女が持っている知性をこれらのことに活《い》かそうではないか。私たちはこんなことを見聞《みき》きしている。一日じゅう何も食べないで過ごす患者のなんと多いことか——まず一食は手つかずでそのまま残し（その時刻には食べる力がなかったのである）、次の回には牛乳《ミルク》が饐《す》えており、三回目には別のできごとがあって食べ損《そこ》なってしまう、といった具合《ぐあい》である。しかも看護師には、何か当座《とうざ》に埋《う》め合わせの方策《ほうさく》を講《こう》じるという考えが、まるで浮かんでこなかった。つまり、その日はまだ何も固形《こけい》食を摂《と》っていない病人のために（たとえば）夕方のお茶の時間にトーストを一枚添《そ》えて出すとか、つぎの食事を一時間繰《く》り上げるとかいった考えは浮かばなかったのである。一日のうちのいちばん主要な食事（正餐《ディナー》）が、二時だと手のつけられない患者でも、七時だと喜んで食べるようなことも多い。ところがどういうわけか、看護師たちには「これらに考え及《およ》ぶ」ということがなかった。思うに、彼女たちは、判断力を働かせることが自分たちの義務とは考えず、それをもっぱら患者に委《ゆだ》ねているのである。これは確信を持って言えることであるが、その患者にとって何が看護となるかを看護師が知らないとなると、患者としては、それを看護師に教えるよりは、看護師の怠慢《たいまん》を我慢《がまん》しているほうがはるかにましなのである。教えようとすると患者の心は乱れるし、また患者が弱っているときには、とても教えられるような状態ではない。とくに、それが自分自身についてのことであるだけに、自分から教えることはなかなかできないからである。以上は、病院ではもちろんであるが、とくに家庭看護において強く要求される注意事項である。

看護師は、患者の食物について思考の基準をも

18 私は看護師に、患者の食事についての思考の基準を持ちなさいと言いたい。それは、患者の昨日までの摂取《せっしゅ》量を思い出し、今日の必要摂取量を考えるということである。付添《つきそい》看護におけ

つべきこと

看護師は、患者の食事時刻についての基準をもつべきこと

る患者の食事についての基準といえば、たいていのばあい、看護師は病人に与えるものとして手許《てもと》に何を持っているかという、ただそれだけである。看護師とて自分の手許にないものを患者に与えることはできない。それは当然であるが、病人の胃のほうは、看護師の都合《つごう》はおろか、何かのっぴきならない事情があったばあいでさえ、それに合わせて待っていたりはしてくれない。たとえば、今日まで決《き》まってある時間には飲んでいた元気づけの滋養《じよう》飲料が、看護師がそれを手に入れられなかったという理由で、明日は飲めないというのでは、患者は辛《つら》い思いをすることであろう。看護師は常に創意工夫《そういくふう》に努《つと》めることによって、不足や欠乏《けつぼう》を補《おぎな》い、またどんなにやり繰《く》り上手《じょうず》な人でも避《さ》けがたいような偶発《ぐうはつ》事故が起《お》こったときにも、それが患者に苦痛をもたらすものであるかぎり、何とかそれを収拾《しゅうしゅう》し解決しなければならない。そうでなければ、患者は「救《すく》われようもない」からである。

19　患者の食事がまだ手許《てもと》に届《とど》かないからという理由のもとに患者を待たせる看護師がいるが、昨日は二時間待つのも無理だった患者が、どうして今日は四時間も待てるであろうか。にもかかわらず、まだ届かないなどという言い訳《わけ》をよく耳にする。一方、これと逆《ぎゃく》のやり方《かた》もある。すなわち、何か食物が手に入る《やいなや》患者にそれを与えるというもので、これもまた同じく患者に害をもたらす。たまたまできたてのゼリーとか新鮮な果物などが届けられたとなると、看護師はそれらを食後三十分とか食事の真《ま》っ最中とかに、患者はもう、そんなものはおろかスープも喉《のど》を通《とお》りそうもないときにもお構《かま》いなしに勧《すす》めるのである。またもっと悪いことには、それをベッドのそばに置いて去る。それで患者は、見るだけで吐《は》き気《け》がして、結局は一口

も食べずに終わる。

患者のカップの底をぬらさないこと

20　非常に些細《ささい》なことであるが、ひとつ注意を与えておこう。患者のカップの受け皿にものをこぼさないこと。言い換《か》えれば、カップの底は、いつもきれいに拭《ふ》いておくこと。これを怠《おこた》ると、患者はカップを口へ持っていくたびに受け皿を添《そ》えなければならず、そうしなければ雫《しずく》がたれて、シーツやガウン、枕《まくら》、あるいは起きている患者であれば着衣《きもの》を汚《よご》してしまう。このちょっとした注意のあるなしが、患者の安《やす》らぎに、ひいては患者の食事を摂《と》ろうとする意欲に大きな相違をもたらすのであるが、なかなか人びとは気づかない。

七、食物の選択　What Food ?

1 病人食についてのよくある誤り

牛肉スープ

卵（たまご）

病人を世話する女性たちの間に、病人食について誤《あやま》って信じ込まれていることがある。最も広く見られる誤《あやま》りのひとつ二つを指摘しよう。そのひとつは、牛肉スープこそが最高の栄養食品だと思っていることである。ところで、一ポンドの牛肉を茹《ゆ》でてスープをとり、さらにそれを煮《に》つめて何が残るか試してみよう。半パイントの牛肉スープから得られる固形栄養分は、かろうじて茶さじ一杯程度である。もっとも、牛肉スープは、紅茶と同じく、何か回復を促進する成分（それが何かはわかっていない）を含んでいる。またそれは、どのような炎症《えんしょう》性疾患《しっかん》にもほとんど無害という点で優《すぐ》れているが、それにしても元気な患者や回復期の患者など、多量の栄養分を必要とする患者にとっては、栄養量がまるで足《た》りない。もうひとつ、卵《たまご》一個は肉一ポンドに匹敵《ひってき》する、と昔からよく言われているが、これはまったく誤りである。また、卵が身体《からだ》に適《あ》わない患者が、とりわけ神経質な患者や胆汁《たんじゅう》質の患者の間に、どんなに多いか、ほとんど知られていない。彼らが卵が入っているプディングの類《たぐい》を嫌うのは、そのためである。そういう患者に卵で栄養を摂《と》らせるには、葡萄酒《ぶどうしゅ》に混《ま》ぜて泡《あわ》立てるくらいしか方法はない。さらに、肉が食べられるまでに回復した患者にとっては、肉のみが回復に必要な唯一《ゆいいつ》の食物であると考えられているようである。ところが事実、この英国の物資豊《ぶっしゆた》かな都会に住む病人の間に、壊血病《かいけつびょう》性の皮膚症状が見られることが知られているが、その原因はこれ以外には考えられない。すなわち看護師がもっぱら肉だけを頼《たよ》りとして、かなりの期間、患者が野菜を摂《と》らないでいても放《ほう》っているからなのであり、その野菜類も食膳《しょくぜん》に出てはいるのであるが、その調理法がひどいので、患者はいつも手つかずで残すからなのである。

肉ばかりで野菜をとらない

看護師はまた、葛粉《くずこ》にも絶大《ぜつだい》な信頼をよせている。これを葛湯《くずゆ》にすれば、葡萄酒《ぶどうしゅ》を薄《うす》めるとき、また手早《ばや》く作れる元気づけの食物として、たしかにたいへん重宝《ちょうほう》である。しかし、しょせん葛湯は澱粉《でんぷん》と水以外のなにものでもない。これにくらべて小麦粉は、栄養価もあり発酵《はっこう》性も低いので、使えるときには小麦粉のほうがよい。

葛粉（くずこ）

2

牛乳・バター・クリーム・その他

いまひとつ、牛乳《ミルク》および乳製品は、病人食としては最も重要な食品のひとつである。バターは動物性脂肪のうちでも最も軽い種類に属し、牛乳にくらべれば糖分およびその他一部の栄養素が欠けているとはいえ、それ自体の栄養価という点でも、またパンにつければ食欲をそそるという点でも、非常に高い価値がある。このパンの原料となる小麦粉、からす麦、挽割《ひきわ》りからす麦、大麦などの類《るい》は、すでに述べたように、どのように加工したものであっても、葛粉《くずこ》、サゴ椰子《やし》粉、タピオカなどの類の製品にくらべて栄養価が高い。多くの長期の慢性疾患《まんせいしっかん》のばあい、乳脂《クリーム》は、他の何ものにも代《か》えがたい食品である。これは体内で牛肉スープと同じような作用をすると見られており、また多くの人びとにとって、牛乳よりもはるかに消化が良いと考えられている。事実、乳脂《クリーム》が身体に適《あ》わないというひとは、めったにいない。チーズは、病人にとって必ずしも消化が良いとはいえないが、消耗《しょうもう》からの回復には完全な栄養食品である。私の見てきたところでは、飢《う》えたようにチーズを欲しがる病人が少なからずいるが、それは、その病人の身体《からだ》がチーズを必要としていることを示している。*

特殊な病気のときに特殊な食物を欲しがることには意味がある

＊　食物が原因の疾患、たとえば壊血病や下痢症などのばあいに、患者の胃が、病人食、とりわけこの種の疾患のために処方された治療食のなかには含まれていない、ある種の食物を渇望し、しかもそれを消化してしまうということがよくある。たとえば、果物、ピクルス、ジャム、しょうがパン、ハムあるいはベーコンの脂身、牛脂、チーズ、バター、ミルクなどである。こういった例を私は一例や十例どころか何百例も見たことがある。このばあいは、病人の胃のほうが正しくて医学書のほうが間違っているのである。こういうばあいに要求される食品は、脂肪類および植物性の酸味類の二つに分類できるであろう。

病人の食事については、男性と女性の間に、明らかな差異が見られることがかなり多い。一般に女性のほうが消化が遅い。

3　ところが、生《なま》の牛乳《ミルク》は病人にとってたいへん価値ある食品ではあるが、これがちょっと変質《へんしつ》あるいは酸敗《さんぱい》すると、たちまち最も恐ろしい有害食品になってしまう。完全に酸敗した生《なま》牛乳を飲むと間違いなく下痢を起こす。したがって、看護師はこの点に細心《さいしん》の注意を働かさなければならない。病人のための大きな施設では、最も貧弱な施設といえども、この点については細心の注意が払われていて、夏になると、そのためにわざわざウェナム湖の氷(1)がとり寄せられる

(1)　ウェナム湖の氷〔Wenham Lake ice〕　この時代はまだ製氷機は発明されておらず、冬期に湖や川などで採取した天然の氷を氷室(ひむろ)に保存しておいて、夏期に氷としてまた冷蔵庫用に使った。ウェナム湖は、アメリカの北東部、大西洋岸マサチューセッツ州にあり、天然氷の産地として有名。

ほどである。しかし、自宅療養の患者はおそらく、暑い気候の間じゅう、酸味《さんみ》の出ていない牛乳は一滴も飲めないでいるに違いない。付添《つきそい》看護師がこういう注意の必要性をほとんど理解していないからである。しかしあなた方が、紅茶に含まれるわずかばかりの栄養物は、なかに入れる少量の牛乳だけであることと、また、英国じゅうのあらゆる患者が紅茶なしではすまされないこととを考え合わせるならば、その紅茶に加える少量の牛乳を病人からけっして奪《うば》ってはならないことの重要性に気づくであろう。バターミルクは、牛乳とはまったく別物であるが、しばしばたいへん有用な食品であり、とりわけ発熱患者のばあいに良い。

甘いもの

4　各種食品に含まれている「実質栄養成分」量をもとに食事の基準を決定するにあたって、いつも無視されることがある。それは、患者の身体《からだ》は消耗《しょうもう》からの回復に何を必要としているか、患者は何が食べられ、何が食べられないか、ということである。あなた方は、本に書いてあるからといって、それで患者の食事を決《き》めることはできない。「炭素化合物〔炭水化物〕」と「窒素《ちっそ》化合物〔たん白質〕」とをどういう割合《わりあい》で調合《ちょうごう》すれば完全な病人食ができるなどと、あたかも薬でも調合するように、生きた人間の身体《からだ》をつくり替《か》えることなどできない。まさにここにおいて、看護師の観察が実質的に医師を助け、また患者のいわゆる「気まぐれな好《この》み」が看護師を実質的に助けることになる。たとえば砂糖は、純度の高い炭素源として最も栄養のある食品のひとつであり、書物によっては特別推奨《すいしょう》食品としてこれをあげている。しかし、英国の患者たちのほとんどは、老《お》いも若きも、男性も女性も、富《と》める者も貧《まず》しき者も、入院している者も自宅にいる者も、甘いものを好まない。また、健康時には甘いもの嫌《きら》いだったひとが病気になってからそれを好きになったという例は知らないが、反対に、健康なときには甘いものが好きだったのに健康を害してからは甘いものいっさい、それも紅茶に入れる砂糖にいたるまでを避《さ》けるようになったというひとは、おおぜい知っている。――その人たちは、プディングの類《たぐい》にしろ飲み物にしろ、とにかく甘味《かんみ》はすべて嫌いになる。病気で舌苔《ぜったい》の生じた舌《した》は、たいていのばあい、ぴりっとした味か辛味《からみ》を好むからである。壊血病《かいけつびょう》の患者は例外で、砂糖菓子やジャムをやたらに欲《ほ》しがることが多い。

ゼリー

5 ゼリーもまた、看護師や病人の家族たちのたいへんお気に入りの食品である。たとえ固形のままで食べたとしても、ほとんど栄養のないゼラチンであるが、まことにばかげたことに、そのわずか八分の一オンスばかりを大量の水にとかしてゼリーを作り、まるでその量《かさ》が栄養を示しているかのように病人に与えている。ゼリーにはあまり栄養のないこと、また下痢《げり》を起こしやすいことは、いまや周知《しゅうち》のことである。病気で弱った体力の回復を目的としてゼリーに頼《たよ》ることは、食物を摂《と》らせるという見せかけのもとに、病人を飢《う》えさせることにほかならない。患者に一日スプーン百杯のゼリーを食べさせたとしても、それはスプーン一杯のゼラチンを与えたことにしかならず、そのスプーン一杯のゼラチンのなかにも、いくらの栄養も含まれてはいない。

6 もっとも、ゼラチンはかなりの量の窒素成分〔たん白質〕を含有《がんゆう》しており、しかも、この窒素成分はきわめて有効な栄養素のひとつである。それと較《くら》べて、牛肉スープは栄養価の非常に高い病人食とされているが、窒素成分の含有量はきわめて少ない。

牛肉スープ

7 クリスティスン博士(2)は「ある種の患者たちは、ほかの食物が何も受けつけられなくなると、ただもうひたすら、毎食毎食飽《あ》きもせず、薄《うす》めた肉汁《スープ》または牛肉スープばかり摂《と》りつづけるので、誰もが驚く」と述べている。これはとくに「腸チフスの患者にいちじるしい傾向で、何週間も、ときに何カ月もの間、牛肉スープか薄めた肉汁《スープ》のほかには何も摂らないで過ごす」という。「ところが、一パイント〔約五七〇cc〕の牛肉スープは、水以外にはわずか四分の一オンス〔約七g〕ばかりのものを含むだけなのである」。にもかかわらず、その効果にはいちじるしいものがあるので、博士は、牛肉スープにはいったいどんな作用があるのかと問いかける。「これはたんに栄養分のみの問題ではない。たとえ栄養価の最も高い食品であっても、たった四分の一オンスでは、身体がどのような状況にあるとしても、毎日の体内組織の消耗《しょうもう》を埋《う》めあわせることはとうてい不可能である」。さらに彼は、「ことによると、これは何か新式の治療法の部《ぶ》類《るい》に属《ぞく》するのかもしれない」と述べている。

8 少量の牛肉スープをほかの栄養物に加えると、実際に加えた量に不釣《ふつ》り合いなほど、その食品の栄養効果が増大することは、かねてから知られている。

9 なぜゼリーは病人にとって栄養とならず、なぜ牛肉スープが栄養となるのか、その理由はまだ解明されていない謎《なぞ》である。しかし、これによって明らかなように、あくまでも病人の注意深い観察、ただそれのみが最適の食事を決《き》めるうえでの鍵《かぎ》をにぎっているのである。

病人食の決定は、化学によらず観察による

10 化学という学問は目下《もっか》のところ、こと病人食に関しては、ほとんど何の知見《ちけん》をもたらしてはいない。化学に可能なこと、それは、種々の食品について、その炭素成分量や窒素成分量な

どの分析結果を示すことのみである。これら栄養素のどれかを基準にして、その含有量の順序に配列された食品分析表があるが、それは、ただそれだけのものである。ほとんど例外なく病人の胃は、たんに食物中に含まれる炭素成分や窒素成分の量などでなく、他のさまざまな選択原理に導《みちび》かれて働いている。もちろんこのばあいも、自然は明確な法則を以《も》って導いているのであるが、その法則は、病床におけるきわめて注意深い観察によってしか確《たし》かめられない。病床において自然は、生きた化学、あるいは回復の化学というものが、実験室の化学とは違っていることを私たちに教えてくれる。有機化学が、他のあらゆる知識と同様に、私たちが自然現象を見つめるときに役立つことは確かである。しかし、だからといって、疾病《しっぺい》の経過のなかで進行している回復過程についても実験室で学ぶべきだ、ということにはけっしてならない。

11　繰《く》り返すが、牛乳および乳製品の栄養的価値は不当に低く評価されている。牛乳二分の一パイント〔約二八〇cc〕のなかには食肉四分の一ポンド〔約一一〇g〕にほぼ匹敵《ひってき》するほどの栄養分が含まれているのである。しかし、このことは問題のすべてでもなければ大部分でもない。最も肝腎《かんじん》な問題は、患者の胃は何を吸収できるかということ、つまり患者の胃は何から栄養を摂取《せっしゅ》できるか、ということであり、しかもこれを判定するのは患者の胃だけである、ということである。化学はこの問いに答えられない。患者の胃自体がその胃について判定をくだす化学者でなければならない。健康人にとっては健康維持に役立つ食事も、病人にとっては命奪《いのちと》りに

（2）クリスティスン博士〔Dr. Christison〕　Sir Robert Christison（一七九七〜一八八二）スコットランド出身の医師で、エディンバラ大学の教授。毒物学者として有名であり、また腎臓病理学の権威でもあった。

なるかもしれない。あらゆる食肉類のなかで最も栄養価が高く、また健康人にとっては栄養となる牛肉が、同じものでありながら病人にとっては最も栄養にならない食物となることもある。病人の疲弊《ひへい》した胃は、その牛肉のどの成分をも《消化》できず、結果的にそれは食物とはならないのである。これと反対に、健康人が牛肉スープなどの治療食ばかりを摂《と》っていると、またたく間に体力を喪失《そうしつ》してしまう。

12 自家焼きの黒パン

パンのことであるが、病院で支給されるパンにはいっさい手をつけないで何カ月間も暮らした患者を、私は何人も知っている。彼らはどうしてもパン店で焼いた精麦《せいばく》粉の白パンが食べられないのであった。彼らはほとんどが田舎《いなか》出身の患者たちであった。多くの患者にとって自家焼きのパン、すなわち玄麦《げんばく》粉で焼く黒パンは、最も貴重な食品なのである。黒パンを食べることで便通《べんつう》が良くなり、緩下剤《かんげざい》の常用から解放されることもある。この点ではオート麦の菓子もよい。

13 病人の食についての正確な観察はまだほとんど確立されていない

患者に何を食べさせるかを決める立場のひとの職務とは、あくまでも患者の胃の意見に耳を傾《かたむ》けることであって、「食品分析表」を読むことなどではない。まわりの人間が気を配《くば》って患者に与えるべきものとしては、食物は呼吸する空気に次いで重要なものである。

14

ところで、日に一回か、もしくはわずかに週一、二度しか患者と顔を合わせない医師たちは、患者自身あるいは患者を常時観察している人間の協力がないかぎり、患者の胃の意見については何の情報も得られない。医師が知りうるのは、せいぜい、先回の訪問時にくらべて今回は患者が元気になったとか衰弱《すいじゃく》しているとか、その程度のことまでである。だからこそ私は強調したいのであるが、看護師の任務のなかでも他に比較できないほど重要な任務は、患者の呼吸する空気に注意を払うことに次いで、患者の食物の影響を注意深く観察して、それを医師に報告することなのである。

15 従来はほとんど無視されてきた看護のこうした領域においても、綿密《めんみつ》で《正確な》観察が行なわれるようになれば、それがもたらす利益や医師への貢献《こうけん》は、はかりしれないほどであろう。

16 賢者《けんじゃ》は紅茶の害を騒ぎ過ぎ、愚者《ぐしゃ》は病人に紅茶を飲ませ過ぎる。英国人の病人たちが、ほとんど例外なく紅茶なしでは生きていられないほどの生来《せいらい》の「紅茶」好きであることを考えれば、自然のままに飲みたいだけ飲ませても良いとさえ思えてくる。しかし、たしかに紅茶やコーヒーには病人に活力をつける効用《こうよう》があるが、その効用は少量飲んでも多量に飲んでもまったく同じであり、その一方、それが多量になると、とりわけ多量のコーヒーは、病人のただでさえ衰《おとろ》えている消化力を損《そこ》なうことになる。にもかかわらず看護師のなかには、一、二杯の紅茶かコーヒーで患者にたいへん元気が出てくるのを見て、三、四杯も飲ませればさらに二倍も元気が出るだろうなどと考える者がいる。これはおよそ見当《けんとう》違いもはなはだしいのであるが、それにしても、英国人の患者にとって紅茶に代《か》わる飲料がまだ発見されていないことも確かである。英国人はほかのものは何も喉《のど》を通《とお》らないようなときでも紅茶なら飲めるし、また紅茶がないと何も喉《のど》を通らないというひとも多い。紅茶の害を騒ぎ立てる人びとが、眠《ねむ》れぬ夜を過ごした英国人の患者に与えるものとして、紅茶に代わる何があるかを教えてくれれば、私は跳《と》びあがって悦《よろこ》ぶであろう。明《あ》け方の五時か六時に紅茶を与えると、その直後に寝入ってしまう患者さえいるほどで、ことによると、そのひと眠《ねむ》りだけが二十四時間中に二、三時間しかとれない彼の睡眠のすべてになることもある。同時に、原則として病人には午後五時以降には紅茶やコーヒーを与えないこと。宵《よい》のうちに寝つかれないのは興奮《こうふん》のせいであるが、紅茶やコーヒーはその興奮をいっそう昂《たか》める。明け方まで眠れないでいるのは激《はげ》しい疲労のためであることが多いが、これは紅茶で軽減《けいげん》される。私が知っているかぎりでは、英国人の患者で紅茶を受けつけないのは発疹《はっしん》チフスの患者だけであって、彼がふたたび紅茶を欲《ほ》しがるようになれば、それは回復の最初の徴候《ちょうこう》である。たいていのばあい、渇《かわ》いて荒れた舌はコーヒーよりも紅茶を好み、また牛乳《ミルク》は、紅茶に入れたもの以外は受けつけない。コーヒーは紅茶よりも元気づけの効果は強いが、消化力を損《そこ》なう度合《どあ》いもずっと大きい。どちらを選ぶかは患者の好みにまかせる。渇《かわ》きの激しい病人が《大量》の紅茶を欲しがって困るようなばあいにはどうするか。こうしたばあいはまず確実に、患者は渇《かわ》きをいやすというよりも、まったく異《こと》なった理由から体液《たいえき》の希《き》釈《しゃく》を必要としていると考えてよい。つまり、紅茶とかぎらず何か大量の飲料を求めているのである。医師がその患者に適《あ》ったもの、たとえば麦茶、レモネード、ソーダ水、牛乳などのなかから何かを選んで指示を出すはずである。

17 仕事の性質上、あるいは体調が悪いために、いまから勤務につこうとしている仕事に激《はげ》しい疲労が予想されるようなひとたちに、「出かける前にパンをひと切《き》れ食べて行きなさい」などと勧《すす》めるひとがよくいる。そんなことを勧めるひとたちは、まずは試《ため》しに自分で、元気づけに紅茶かコーヒーか牛肉スープを一杯飲みたいところを、代《か》わりにパンをひと切れ食べてみるとよい。まるで元気づけになどならないことに気づくであろう。兵士が食事も摂《と》れないような激しい勤務につくばあいや、看護師が食事抜《ぬ》きで看護に集中しなければならないようなとき、彼らが出かける直前に求《もと》めるもの、また摂《と》らなければならないもの、それは冷たいパンのひとかけではなく、元気づけの熱い飲み物なのである。こうした配慮を怠《おこた》るとひどい結果をまねくことになる。もし一杯の熱い紅茶《といっしょに》パンをほんのひとかけ口にできればさらによい。ただし、それはあくまで紅茶の《代わり》にではない。これはおそらく、パンはたいへん栄養価が高いという事実から生じた誤解であろうが、思い違いもはなはだしい。この問題については確実なことはまだ究《きわ》められていないのであるが、このような状況下で最良の食物は、体内に入るとただちに消化吸収される食物で、しかも消化力にかかる負担《ふたん》が最小のものであろうと思われる。その点でパンは、体内で消化されるまでに、二ないし三の消化過程を経《へ》なければならない。

18 たとえば、休みもなしに乗物で長旅《ながたび》をするとか、続けて数晩も徹夜《てつや》するなど、激しい疲労を経験したことのある英国人は、男も女も口をそろえて、ときどき一杯の紅茶を摂《と》るほかには何も食べないでいると、それがいちばん調子が良かったと述べている。

19 何ごとについても同じであるが、これについても理屈《りくつ》ではなく、経験の決定するところに従おうではないか。

20 クリスティスン博士の引用によると、レーマンは、健康で活動している人間のばあい、「コーヒー焙豆《まめ》に換算《かんさん》して一日一オンスのコーヒーには、身体組織の消耗《しょうもう》を四分の一減少させる作用がある」と述べている。そしてクリスティスン博士は、紅茶にもまた同じ作用があるとつけ加えている。ところでこれは実験によって導《みちび》き出された事実である。すなわちレーマンは人間の体重を計測し、その計測値からこの事実を発見したのであって、食品の分析などから抽《ひ》き出したものではない。おおぜいの病人たちを看《み》てきた経験からも同じことがわかる。

21　病人用のコーヒーを淹《い》れるときは、必ずコーヒー焙豆《まめ》を買ってきて、それを自分で挽《ひ》くこと。挽《ひ》き売りのコーヒーのばあいは、《たとえ少量でも》ある分量のチコリ(3)が混入されている分を見積《みつも》って患者に与える必要が出てくるからである。これはチコリの風味《ふうみ》の善《よ》し悪《あ》しや健康に良いかどうかの問題ではない。病人にコーヒーを与えるのは、コーヒーにはある特別の作用があるからであるが、チコリはその作用に何の関係もないからである。ゆえにチコリは与えてはならない。

22　もうひとつ。洗濯店や酪農場《らくのうじょう》の女主人や病院の看護師長など（私がここで言うのは、自《みずか》ら手をくだす多量の激《はげ》しい肉体労働と、一日の職場の仕事に整然と段取《だんど》りをつけるという頭脳労働とを、みごとに両立させているような、昔気質《かたぎ》の優《すぐ》れた女性たちのことである）は皆《みな》、こと紅茶に関しては、好んで高価な紅茶を嗜《たしな》むようである。これは贅沢《ぜいたく》と呼ばれている。しかし、これら女性たちの「ぜいたく」はこれだけであり、それはまことに当《とう》を得た贅沢と言わなければならない。正真正銘《しょうしんしょうめい》の茶の葉で作られた紅茶には、彼女たちが必要とする回復物質が含まれている。これは、櫟木《りんぼく》の葉などで作られた安物《やすもの》のお茶などには含まれていない。

23　一日に一回の自分の家の見回《みまわ》りもできないような家庭の奥様方には、これら女性についてとやかくいう資格はない。どう見ても、そんな奥様方は、大きな病棟や酪農場《らくのうじょう》を切り盛《も》りする管理の仕事（並大抵《なみたいてい》の仕事ではない）の精神など持ち合わせていないからである。

ココア

24　紅茶とコーヒーの代《か》わりに、ココアが病人にすすめられることも多い。しかし、英国人の病人たちはあまりココアが好きでないという事実は別として、敢《あ》えていえば、ココアは紅茶・コーヒーとはまったく違った効力を持つ。ココアは脂肪と澱粉《でんぷん》からなる木の実の一種にすぎず、元気回復の効力は全然ない。ただ身体《からだ》に脂肪をつけるだけである。したがって、ココアを紅茶代《が》わりと称することは、病人を欺《だま》すようなものである。わずかに元気づけの刺激効果があるにしても、それをねらってココアを与えることは、紅茶の代わりに栗《くり》の実を与えるのと同じことである。

飲食物の量

25　ひろく看護師たちの間に見られる誤《あやま》り、それは食物の量、とりわけ患者に与える飲料の量に関する誤りである。たとえば、患者に日にブランデー四オンス〔約一一〇cc〕という指示が出ているとする。そこであなたが、これを水で薄めて四パイント〔約二・二リットル〕にしたとしたら、患者はどうやってこれを飲みほせるであろうか。紅茶でも牛肉スープでも、葛湯《くずゆ》や牛乳《ミルク》でも同じことがいえる。飲み物の量を増《ふ》やすことは、その栄養価や元気回復の効果を増やしたことにはならない。それどころか、患者の消化力に過大の負担をかけることによって、せ

（3）　チコリ〔chicory〕　チコリ草。きくにがな。葉はサラダに用い、根は煎ってコーヒーの代用品とされる。

っかくの飲料もその効果を減《げん》じてしまうばかりか、もっと悪いことに、患者は指示された量の半分は飲み残してしまうに違いない。それはもちろん、あなたが自分の好みで増《ふ》やしてしまったその量を、患者が飲みきれないからである。一方では患者が飲みきれる量を考えながら、一方ではその患者に適した濃度と強度を判断する(ぴたりと適《あ》うことはめったにないが)、それにはきわめて細心《さいしん》の観察と注意とが要求される。

八、ベッドと寝具《しんぐ》類　Bed and Bedding

発熱は寝具がもたらす一つの症状

1　ベッドと寝具《しんぐ》類について少し述べよう。ただし、以下は主として、寝たきりの病人あるいはそれに近い病人のばあいについてである。

2　そのような患者が熱を出すと、それは熱病《ねつびょう》からくるひとつの症状とみなされるのがふつうであるが、そうではない。これは十中八、九までは、寝具《しんぐ》類が原因で起こる症状なのである。

3　何日も何週間も風に当《あ》てて乾《かわ》かしたことのない寝具類にくるまってきた患者は、そこに浸《し》み込んだ自分の身体《からだ》からの発散《はっさん》物を、繰《く》り返し再吸収してきたのである。それ以外に理由がないではないか？　ここで、患者がいったいどんなベッドに寝かされているか、よく見てみよう。

寝具類はたいていい汚れて不潔

4　《してはならない》例を示せというのであれば、ふつうによく見かける家庭のベッドがその見本であろう。ベッドの枠《わく》は木製で、マトレスが二枚も、どうかすると三枚も、テーブルの高さほどにも積《つ》み重ねられ、まわりはぐるりと垂《た》れ布《ぬの》で覆《おお》われている。こんなベッドを完全に乾《かわ》かしたり空気を通したりすることは、奇跡でも起こらないかぎり不可能である。そこで患者は必然的に、ベッドがしつらえ直された直後には冷《つめ》たい湿気《しっけ》に、そのうち時間がたてばまた生《なま》暖かい湿気にといった具合《ぐあい》に、冷たい湿気と生《なま》暖かい湿気とに交互《こうご》に見舞われるはめになる。そして、冷《つめ》たかろうが生暖《なま》かろうが、この湿気《しっけ》には有機物がたっぷりと含まれており、しかもこの状態は、マトレスが最初に敷《し》かれたときから始まって、マトレスが分解でもしないかぎり、際限《さいげん》もなく続くのである。

5　これと同じ理由から、患者の身体《からだ》をきれいにしたあとで、再びもとの寝衣《ねまき》を着させざるをえないようなばあいは、必ずそれを前もって火で暖めておくこと。患者が着ていた寝衣《ねまき》は、多かれ少なかれ湿《しめ》っているに違いない。その湿気《しっけ》のせいで、たとえ二、三分でも、脱《ぬ》いでいる間に寝衣は冷《ひ》えてしまう。火で暖めることは、乾《かわ》かすと同時に空気を通《とお》すことにもなる。こうした配慮は、清潔な衣類よりも、着ていた衣類のほうが、はるかに重要である。

洗濯後のシーツだけでなく使用中のシーツにも風を通す

6　考えてもみてほしい。健康な成人のばあい、人間は肺と皮膚から二十四時間にすくなくとも三パイント〔一・七リットル〕の水分を排泄しており、その水分中には、すぐにも腐敗《ふはい》しはじめる有機物がたっぷりと含まれているのである。しかも病人の身体から発するこれらの水分は、その量がいちじるしく増えることが多く、その質も毒性がきわめて強くなる。ではいったい、これら水分はどこへ行くのか？　そのほとんどは寝具《しんぐ》類に吸収されることになる。なぜなら、ほかに行き場がないからである。そして、そこに留《とど》まることになる。なぜならば、おそらく週に一回敷布《シーツ》を交換する以外には、寝具に空気を通《とお》して乾《かわ》かすようなことはなされないからである。看護師は、洗いたての敷布を乾《かわ》かして無毒の湿気《しっけ》をとり除くことには神経質なほど気を配《くば》るが、有毒な湿気を吸いこんでいる使用中の敷布にも空気を通そうなどとは、考えもしない。さらに加えて、最も危険な臭気《しゅうき》を発散する病人の糞便《ふんべん》を、一時的ではあるにせよ、ベッドの下に置いておくので、臭気《しゅうき》はベッドの下に撒《ま》きちらされ、しかもベッドの下の空間はけっして空気が通《とお》されることがない。今のやり方では、ベッドの下の換気は不可能なのである。このように、ベッドをいつも湿気たっぷりのままに放置し、その結果ベッドを、ただでさえ身体《からだ》の弱っている患者に、自分の身体から出た排泄物をくり返し再吸収させるための装置に仕立《した》て上げるようなことは、絶対にあってはならない。その排泄物を身体から取り除《のぞ》くために、自然はわざわざその病気を起こしたのではなかったか？

7　いろいろな階級の立派な主婦たちが、「このベッドは、今までずうっと使ってきて、皆よく眠れてきました。ほんとうです」などと言うのを耳にすると、私はもう気も滅《め》入《い》ってくる。ひたすらそれが事実《ほんとう》でないことを祈るのみである。「ずうっと使ってきた」とは何を意味するか？　それはすなわち、そのベッドには私の患者が自分の湿気《しっけ》を発散させるはるか以前から、すでに誰か他人の湿気が浸《し》み込んでいた、ということではなかろうか？　さらにまた、そのベッドには、空気を通《とお》して乾《かわ》かされるような機会はただの一度もなかった、ということではなかろうか？　まさにそのとおり、一度もなかったのである。「毎晩ずうっと使ってきた」からである。

鉄製でバネのついたベッド枠が最良

8　実際の患者に対してほんとうの看護をする唯一の方法は、まず《鉄製》で重層スプリング付きのベッド枠《わく》が絶対に必要である。これだと、空気はスプリングを透《とお》してマトレスの真下にまで通《とお》ってくる。（もちろん垂《た》れ布《ぬの》などつけない）。そして、薄手《うすで》の毛詰《けづ》めのマトレスを用い、ベッドの幅は三フィート半〔約一〇六センチ〕を超《こ》えないこと。病人がまったく寝たきりのばあ

安楽と清潔のためにはベッドが二台あるとよい

いには、このベッドを《二台》用意し、それぞれをマトレス、敷布《シーツ》、毛布などで完全に「しつらえて」おいて、患者は十二時間ずつそれぞれのベッドで交互に過ごすこと。病人を移すとき敷布も一緒に移したりなど絶対にしないこと。空《あき》ベッドの寝具は全部、その十二時間じゅう外《はず》して空気を通しておくこと。もちろん現実には、ベッドを二台用意するなど、とても不可能というばあいも多いであろう。しかし、その気になって努力しさえすれば可能というばあいも、もっと多いであろう。私のこの提案は看護の理想であるが、それは同時に、すでに私が実行してきたことなのである。それにしても、一台にせよ二台にせよ、どのような種類のベッド枠《わく》を選ぶべきかについては疑問の余地はない。

9 ベッドは広過ぎないこと

ベッドは幅《はば》の広いものが良いという偏見《へんけん》がある。これは偏見としか言いようがない。患者をベッドの右から左へ移すことで、患者の気分《きぶん》転換がはかれるというのであれば、それは別のベッドに移すほうがはるかに効果的である。それに、ほんとうに重症の患者となると、ベッドのなかであちこち移動したりはしないものである。それにしても狭《せま》いベッドの上では食事の盆《ぼん》の置き場もないではないか、などと言うひともいる。優《すぐ》れた看護師は、けっしてベッドの上に盆を置いたりなどはしない。横向きに寝られる病人ならば、ベッドの脇《わき》テーブルから食事をするほうが、はるかに楽であろう。また、どんな事情があろうとも、ベッドは長椅子《ソファー》よりも高くしないこと。さもないと患者は、自分が「人間社会から手の届《とど》かぬところへ置かれてしまった」という疎外《そがい》感にとりつかれ、そのうえ物を取ったり動かしたりも自分の手ではできなくなる。横向きになれない患者のばあいは、床上卓台《オーバーベッド》が望ましい。言うまでもなかろうが、患者のベッドは側面を壁《かべ》にぴたりとつけて置いたりしないこと。看護師が無理なくベッドのどちらの側《がわ》へも立て、かつ無理な姿勢でなく看護師の手が患者の身体《からだ》のどの部位にも届《とど》かなければならないからである。これはまた、ベッドが高過ぎても広過ぎても不可能となる。

ベッドは高過ぎないこと

10　高さ九～十フィートの部屋のなかで、高さ四～五フィートのベッドに寝かされ、ベッドの上に起きて座ると、頭は天井《てんじょう》までわずか二～三フィート、といった患者を見ると、私はつい想像をたくましくしてしまう。これはまさに疑いもなく、患者につきもののあの恐怖感、すなわち、病室の壁《かべ》と天井がだんだん自分に迫《せま》ってきて、ついにわが身《み》は床《ゆか》と天井の間でサンドウィッチになり果てるのかという、あの患者特有の息苦しいような圧迫《あっぱく》感を、わざと患者に昂《たか》めようとする陰謀《いんぼう》ではあるまいか⁉　しかし、想像とはいえこれは、ほんとうのところ、当《あ》たらずといえども遠からずなのである。さらに、これに加えて、この部屋の窓が天井にまで達していないとなると、たとえ窓が開いていても、患者の頭は新鮮な空気層より上にあることになってしまう。人間が、神が備《そな》えられた回復への過程をだめにすることにおいて、これ以上のひねくれもないであろう。睡眠中のひとや病人の頭の位置は、暖炉《だんろ》の煙突《えんとつ》の入口の位置よりも低くすること、これが正しい。煙突によって新鮮な空気の流れが確保されているからである。よもやあなた方が、その大切な煙突に蓋《ふた》をしているなどとは思わないことにしよう。

11　長椅子《ソファー》よりも高いベッドとなると、ベッドに出入りする疲労度が高まるので、ちょうどそれに比例して、患者（ベッドの出入りは自由な患者）が戸外《こがい》や他室へ出るなどの軽い運動となる散歩の回数がすくなくなる。まったく不思議としか言いようもないが、なぜか人びとはそのことを考えないし、また、ベッドへの出入りは、二十四時間に一回ですませたいと思っている人びとは、二十四時間を通《とお》してベッドで暮らす患者が、その二十四時間の間にどんなに頻回《ひんかい》にベッドの出入りを余儀《よぎ》なくさせられているか、なども考えはしない。

薄暗い場所には置かないこと

12　病人のベッドは室内のいちばん明るい場所に置き、かつ窓から外の見える位置に据《す》えるべきこと。

カーテンつきの四柱ベッドも避けること

13　もはや言うまでもあるまいが、まわりにカーテンを張りめぐらした四柱《しちゅう》ベッドは、病人用であろうが健康人用であろうが、絶対に避《さ》けること。病院のベッドは家庭のそれにくらべて、多くの点において、はるかに難点《なんてん》がすくない。

るいれき症の多くは掛け布団の掛け方に起因する

14　子供たちの間のちょっと不思議な瘰癧《るいれき》症がすくなからずあって、それは掛《か》け布団《ぶとん》を頭までかぶって眠《ねむ》る習慣が原因で発病すると言われているが、それには信じるにたる根拠がある。こうした習慣の子供たちは、肺から排出されたものに加えて、さらに皮膚からの発散物によって汚《お》染《せん》された空気を吸っているからである。病人のなかにもこれと似たような習慣の持ち主がいて、皮膚からの発散物によって多かれ少なかれ汚染された空気を吸わざるをえないような、掛《か》け布団《ぶとん》のかぶり方をしていることがよくある。優《すぐ》れた看護師であれば、この点についても充分注意しているはずである。これはいわば、換気の問題の重要な部分である。

15　肺結核《けっかく》の患者が頭まですっぽり掛《か》け布団《ぶとん》をかぶっているのをよく見かけるが、それは、わが国の変わりやすい気候がもたらす温度や湿度の変化で起こる咳《せき》の発作《ほっさ》を鎮《しず》めるためだという。しかし、暖かい空気をどこからか吸い込むばあい、間違いなく、自分の身体《からだ》から発生した暖かい空気がいちばん悪い。もし看護師がこのような行為を奨励《しょうれい》しているとすれば、その肺結核患者が「急激な衰弱《すいじゃく》状態」におちいったとしても、なんら驚くにあたらないであろう。折りたたんだ絹《きぬ》のハンカチを軽く口に当てるとか、マスクや吸入器を使うとか、あるいは熱湯を入れた洗面器から湯気《ゆげ》を吸い込むだけでも、なんら危険をともなわないで咳《せき》の発作《ほっさ》を鎮《しず》めることができるであろう。ただし吸入器を操作《そうさ》するときは、患者の身体《からだ》をぬらさないよう、注意すること。

褥瘡（じょくそう）

16　これは知っておくとたいへん役に立つことであるが、褥瘡《じょくそう》の危険があるときには、病人の身体《からだ》の《下》に絶対に毛布を敷き込まないよう注意すること。敷き込まれた毛布は湿気《しっけ》を留《とど》め、ちょうど湿布《しっぷ》を貼《は》るのと同じことになるからである。

重いうえ通気性のない掛け布団

17　病人用ベッドの掛《か》け物としては、軽いウィトニー毛布[1]以外は使わないこと。綿《わた》入りの重い掛《か》け布団《ぶとん》などは病人の発散物《はっさん》を溜《た》めこんでしまうから不適当であるが、毛布は発散物を通《とお》してしまう。衰弱《すいじゃく》した病人たちは、決《き》まって掛け物の重さに痛めつけられており、その重さが安眠を妨害することさえ少なくない。

自分の責任は病人にだけあって病室にはないと考える看護師が多い

18　私はかつて、ある「非常に優秀な看護師」といわれていた女性に、こんな病室の整《ととの》え方では患者の不眠の充分な原因になってしまうと指摘したことがある。すると彼女は驚きもせず、まったくの上機嫌《じょうきげん》で、「それがどうかしましたか」と答えたものだ。それはあたかも、そもそも

（1）　ウィトニー毛布［Witney blanket］　とくに毛布用に使われる厚いウール布。Witney はこの布が初めて織られたイングランドのオックスフォードにある町の名。

部屋の状態などというものは、天気模様《もよう》みたいなもので、とても私の手などに負《お》えるものではありません、と言わんばかりであった。いったいどういう意味で、このような女性が看護師と呼ばれるのであろう?

19　ほんものの看護師というものは、自分が受持つ患者のベッドは必ず自分の手でしつらえるもので、女中《メイド》に任《まか》せたりはけっしてしない。管理の行き届いた病院の病棟では、いちばん症状の重い病人のベッドは病棟主任（つまり看護師長《シスター》）が整《ととの》えることになっているし、また病棟内でベッドづくりがいちばん上手《じょうず》なのは、もちろん看護師長《シスター》と相場《そうば》が決《き》まっている。病人にとって睡眠がいかに大切で、その睡眠の確保のためには良いベッドづくりがいかに必要かを考えるならば、自分の職務のいちばん肝要《かんよう》な部分を《他人の手》などに任《まか》せられるものではない。しかしこれが不注意な看護師の手にかかると、いちばん軽くしておかなければならない患者の胸部に毛布を二重に折り重ねてみたり、ぶ厚《あつ》くて暑苦《あつくる》しい毛布を患者の下に敷きこんでみたりするし、また毎日《いろいろ》工夫《くふう》してマトレスを裏返したり左右を入れ換《か》えたりなどはしない、ということになる。そこで患者としてみれば、いっそ他人にベッドをつくってもらわないほうがましということになる。

枕（まくら）

20　枕《まくら》について一言。どんな病気のばあいでも、衰弱《すいじゃく》している患者は誰でも、多かれ少なかれ呼吸困難に苦しんでいる。（1）そんな患者の胸郭《きょうかく》もまた疲れきっていて、辛《かろ》うじてその働きに耐えている状態なのである。だから、看護師が患者に枕を当てるときの目標は、身体《からだ》の重量が胸のほうへかからないようにすることである。ところが現実には、どんな枕の当《あ》て方がされ、それはどんな結果をもたらしているのであろうか？　看護師はまるで煉瓦《れんが》の壁《かべ》でも築《きず》くように、枕《まくら》の上に枕を積み上げる。その結果、頭は胸の上に突き出し、肩は前方に押し出されるので、肺には拡《ひろ》がる余地《よち》がなくなってしまう。実際のところ、これでは病人が枕に寄《よ》りかかっているのではなく、枕が病人に寄りかかっているようなものである。枕の当て方についてひとつの型を決めることは、まず不可能である。なぜなら病人の身体《からだ》つきによって必ず状況が変わってくるからである。しかし、枕を当てる目的は明白である。すなわち呼吸器官の《下にある》背中を支えて肩が後《うし》ろへ落ちこめる余裕《ゆとり》を作ること、そして頭が前に突き出さないように支えることである。これらの点を軽視すると、死に瀕《ひん》した病人の苦痛は極度に増大する。自分で枕を引き寄せる力もないような病人の多くは、手許《てもと》の本か何かを差し込んだりして、背中の陥《お》ち込んでいる部分を支えてみたりする。（2）長身の患者は、その長い下肢《あし》が《錨《いかり》》のように腰を引っ張るので、背の低い患者よりもその苦痛が大きい。足のほうからつっかいとなるような何かを押し当てると楽になる。

21　病人用の椅子

いま述べたのは、ベッドに寝ている患者を楽にするための注意の原則であるが、これら二つの原則は、ベッドから起き上がったときの患者にも適用されるということを、つけ加えておかなければならない。この二つの原則に反しない構造の病人用の椅子《いす》、すなわち、それに座《すわ》ると、腰を引っ張る下肢《あし》の重味《おもみ》がぐっと《増加》したり、脊柱《せきちゅう》の軸《じく》に体重がかかり過ぎたりして、胸の安楽を妨げてしまうことのない病人用の椅子には、いまだかつてお目にかかったことがない。ごくありふれた座《ざ》の《低い》枕《まくら》と足台のついた、堅《かた》い詰《つ》め物の肘掛《ひじかけ》椅子のほうが、やたらと手の込んだ造りの病人用の椅子《いす》のどれよりも、はるかに具合《ぐあい》の良いことが多い。病人用の椅子は、それに這《は》い上がることを考えただけで、患者のこころに恐怖が走る。なぜなら、病人用の椅子はどれもこれも、まず座《ざ》が高過ぎるし、また座《ざ》が深過ぎるために、膝《ひざ》を立てようとしても足も脛《すね》も支《ささ》えにならないからである。足と脛とが支《ささ》えになれば、上体を起こしたり座《すわ》り直したりするとき、病人にはそれが何よりの助けとなる。患者の身体《からだ》をなるべく多くの支点で支えることが病人用の椅子の基本条件であるのに、この点において病人用の椅子は《不合格》である。患者は、いったん座りこんだが最後、もう独力では抜け出せなくなってしまう。

九、陽光　Light

陽光は、健康にも回復にも不可欠である　1

病人を看護してきた私の経験のすべてが語る、動かしようのない結論がある。それは、新鮮な空気についで病人が求める二番目のものは、陽光をおいてほかにはないということである。すなわち、病人を最も害する部屋は、閉《し》め切りの部屋についで暗い部屋なのである。しかも病室に欠《か》くことのできないその光とは、直接射《さ》しこむ太陽光線なのである。もしも事情が許すならば、患者を太陽がかげった部屋にそのまま寝かせておくよりも、陽光を追いかけながら、建物の向きに応じて部屋から部屋へと患者を移したほうがよい。そんなことをしても、どうせ効果は気分的なものだけだと人びとは軽く思っているが、そんなことは絶対にない。太陽は、たんに光で描く画家であるばかりでなく、物質に働きかけて造《つく》りかえる彫刻家でもある。太陽が光で描き、乾板《フィルム》を感光させて写真をつくることは、誰《だれ》でも知っているではないか。あえて科学的に説明するまでもなく、太陽の光線が人間の身体《からだ》にも、眼にもはっきり見える実質的な効果をもたらすことを、私たちは認めなければならない。しかもこれがすべてではない。陽光が、とくに直射日光が、室内の空気を浄化《じょうか》する作用に気づいた経験のない者がいるだろうか？　雨《あま》戸《ど》を閉《し》め切った（病室や寝室の雨戸はけっして閉め切りにしてはならない）空《あき》部屋へ足を踏《ふ》み入れたとき、人間の呼吸で汚《よご》されたはずのないその部屋の空気が、息づまるほどカビくさく腐《ふ》敗《はい》していることに気づく、こんな経験を誰もが持っているはずである。これはすなわち、その部屋の空気は、太陽光線の浄化作用を受けていなかったのである。事実、暗い部屋や、部屋の片隅《かたすみ》などにカビがはえることは、誰《だれ》もがよく知っている。太陽の恵《めぐ》みをいっぱいに受けて、部屋が明るく快適なこと、それは病気の治療に欠《か》かせない条件である。

部屋の向きと見晴しと陽光とは病人にとって最も重要

2　「世の人びとは、建物の設計をするとき、病院と寄宿舎《きしゅくしゃ》の差異《ちがい》などどろくに考えもしない」と、ある病院建築の大家《たいか》が述べていたが、私は、もう一歩進めて、「健康な人間は、病人の部屋を準備するとき、《寝室》と《病室》の差異《ちがい》などどろくに考えもしない」と言いたい。健康な人間が眠《ねむ》るばあい、ベッドからの眺《なが》めなどは、たいした問題にはなりえない。彼がベッドに潜《もぐ》りこむのは、眠《ねむ》いときと夜になってからだけであり、そのどちらのばあいも、部屋の向きなどに、たいした意味はない。（毎日ある時間だけ陽光が射《さ》しこんで、空気が浄化《じょうか》されればそれでよい）。健康な人間が寝室のお世話になるときは、しょせん太陽は姿を隠《かく》しているからである。しかし、これが病人となると事情は逆転する。たとえその病人が、健康なあなたがベッドに入っている時間と同じくらいの時間をベッドの外で過《す》ごすようなばあいであっても、事情は逆転する。もっとも、そんな病人はめったにいないだろうが……。したがって病人のばあいは、身を起《お》こしたり寝返《ねがえ》ったりしなくともベッドのなかから窓の外が見え、たとえ何も見えるものがないばあいでも、空と陽光だけは見えなくてはならない。私は断言するが、このことは回復への鍵《かぎ》をにぎる第一条件とまでは言わないまでも、すくなくとも、それにほぼ匹敵《ひってき》するほどの条件である。だから病人のベッドの位置は、看護師がまず最初に配慮《はいりょ》すべきことのひとつである。病人が外を眺《なが》める窓がひとつでなくて二つあれば、はるかに良い。さらに、もし午前中の太陽か午後の太陽か、いずれかを選ばなくてはならないとしたら、午前中ないし正午《しょうご》頃の陽射《ひざ》しのほうが病人にとっては貴重である。なぜなら、正午頃までは病人もおそらくベッドから出ないであろうし、午後になればたぶん、病人をベッドから連《つ》れ出して、陽光の当たる窓際《まどぎわ》に座《すわ》らせて過ごさせることができるからである。もちろん、日の出から日没《にちぼつ》までずっと陽《ひ》に当《あ》たっていられれば理想的である。

3 《寝室》と《病室》のもうひとつの大きな相違、それは、健康人のばあいは、日中寝室の窓を適宜《てきぎ》に開けておきさえすれば、夜、寝はじめるときは新鮮な空気に包まれて寝入ることができるが、病人のばあいはそうはいかない、というところにある。病人は一日じゅう同じ部屋の空気で呼吸をつづけ、自分の身体《からだ》からの発散《はっさん》物でその空気を汚《よご》しているからである。したがって病室においては、換気の維持《いじ》ということに、いっそうの配慮《はいりょ》が必要となる。

4 あえて指摘しておくまでもないだろうが、光線を和《やわ》らげる必要性のある急性の疾患《しっかん》もある。(とくにある種《しゅ》の眼《がん》疾患、および眼の病的な過敏反応をともなう疾患のばあいなどである)。しかし、このようなばあいであっても、病人を北向きの薄暗《うすぐら》い部屋に入れることは許されない。光量はブラインドやカーテンによっていつでも自由に調節できる。

5 それにしても、英国の気候においては、どのような病気であろうと、あの重く厚い暗色《あんしょく》のカーテンを、窓やベッドに吊《つる》す必要のあることなど、めったにない。たいていのばあいは、軽くて白いカーテンをベッドの頭側に吊《つる》すだけで充分である。そして窓には緑色のブラインドを取り付け、必要なときだけ引き降《お》ろせばよい。

6　陽光なしでは人間は、心身ともに退化する

人間を探究しつづけた（生理学的な立場からではない）ある優《すぐ》れた哲学者が、言葉は違うが、こう言っている。「太陽のあるところには思想がある」と。そして生理学の成果はすべてこれを裏づけている。深い谷間の日陰《ひかげ》の村にはクレチン病がある。まったく陽《ひ》の射《さ》さない狭《せま》い街路《がいろ》の裏町《うらまち》や地下室には、人類の退廃《たいはい》と病弱がある――人間の身も心もともに退廃《たいはい》するのである。色褪《あ》せて凋《しぼ》みかかった植物や、ひ弱で蒼《あお》白い人間を、太陽の光のただ中に置いてみよう。弱り過ぎていないかぎり、どちらも健康と生気《せいき》をよみがえらせるであろう。

7　ほとんどの患者が顔を光へ向けて横になる

病人たちがほとんど例外なく光に顔を向けて横たわっている有様《ありさま》は、ちょっと不思議な光景である。植物が光に向かって伸《の》びるのとそっくりである。なかには「こっちを向いて寝ていると痛い」と訴える病人さえいるらしい。「それではなぜ、わざわざそっちを向いて寝ているのか？」と尋《たず》ねても、彼には理由がわからない。しかし、私たちにはよくわかる。それは、その方向に窓があるからにほかならない。当世《とうせい》流行のある医者が、最近出された政府報告書のなかで、自分はいつも患者の顔を光を避《さ》けて向かせておく、と発表していた。それはそれで結構であろうが、自然の力というものは、当世流行の医者など及《およ》びもつかないほど強いものである。自然は必ず患者の顔を光に《向かって》向き変えさせる。しかも自然がもたらす光のほうへ。病棟内を見歩いてみよう。あるいは家庭に寝ている病人たちのベッドの光景を思い出してみよう。そして、壁《かべ》に顔を向けて横になっている病人が、何人いるかを数えてみよう。

十、部屋と壁の清潔　Cleanliness of Rooms and Walls

1　絨緞（じゅうたん）と家具の清潔

看護師である女性に対して、自分の身体《からだ》を清潔にせよとか、患者をいつも清潔にせよなどと、ことあらためて説《と》いたりする必要はないはずである。看護の仕事は、その大きな部分が、清潔の保持ということから成《な》り立っているからである。どんなに換気《かんき》に努《つと》めてみても、清掃の行き届《とど》いていない部屋や病棟では、空気を新鮮にすることはできない。時速二十マイルもの強風が窓から吹き込みつづけでもしないかぎり、ほこりをたっぷりと吸い込んだ絨緞《じゅうたん》、汚《よご》れの浸《し》み込んだ羽目板《はめいた》、カビくさいカーテンや家具などが、蒸《む》れたような臭気《しゅうき》を発散《はっさん》させるのは避《さ》けられない。私は以前、高価な家具のしつらえられた、ロンドンの豪壮《ごうそう》な邸宅に住んでいたことがある。部屋の天井《てんじょう》は聳《そび》えるように高く、窓も向かい合わせで二つついており、しかも、そんな部屋を二つも私ひとりで占領《せんりょう》していたのであったが、それでも、部屋の内部がちょうど今述べたような不潔きわまる状態であったために、どんなに窓を開け放っていても、そのむっとする臭気から逃《のが》れることはできなかった。そこで私はすぐに、絨緞《じゅうたん》もカーテンも部屋から出してしまったので、たちまちにして思いどおりに清浄《せいじょう》な空気に包まれることになったのである。ロンドンに住むかぎり部屋を清潔に保つことはできないなどという人がいるが、まったくの妄言《たわごと》である。私たちに管理を任《まか》された多くの病院が、そのみごとな反証《はんしょう》なのである。

2 現状は、ほこりは全く掃き出されていない

それにしても、現状の掃除《そうじ》の方法では、部屋のほこりの粒子《りゅうし》はまったく取り除《のぞ》かれても追い払われてもいないし、それができるはずもない。いま行なわれている掃除とは、ドアや窓を閉《し》め切っておいて、ほこりを部屋のある場所から舞《ま》い立たせてほかの場所へ舞い降《お》りさせることなのである。いったい何の目的でそんなことをするのか、私にはさっぱりわからない。もしほこりを完全に取り除《のぞ》く気がないのであれば、いっそほこりをそのままそっとしておいたほうが、はるかにましである。なぜかといえば、どちらにせよ、その部屋が部屋となった最初から部屋でなくなる最後まで、事実上、ほこりは微塵《みじん》も外へは出ないからである。このような具合《ぐあい》であるから、部屋の整頓《せいとん》とは、ある物品《ぶっぴん》を、その物品が置かれていたためにほこりのなかったきれいな場所から、ほこりの積《つ》もった汚《よご》れた場所へと移すことしか意味していない。叩《はた》くという清掃法は、絵画や紙製品のみに許される。新鮮な空気を愛する人びとにとって疫病神《やくびょうがみ》――すなわちほこり――を、《追い出す》ための唯一《ゆいいつ》の方法、それはあらゆるものを濡《ぬ》れ雑巾《ぞうきん》で拭《ふ》くことである。そして家具はすべて、濡れ雑巾でぬぐっても傷《いた》まないようにつくり、また濡《ぬ》れても色が脱《お》ちてほかの物を汚《よご》したりしないよう艶出《つやだ》し加工がされていなければならない。いま行なわれている掃除とは、ほこりを部屋じゅうにまんべんなくまき散《ち》らすことにほかならない。

3 どのように部屋のほこりは払われ、またまき散らされ

汚《よご》れた長椅子《ソファー》などの上に、清潔な衣類などを広げて家具をきれいにするのが好きであれば、それはそれで確《たし》かにひとつの方法である。さて私は長年にわたって、世に行なわれている「お

ているか

部屋のお掃除《そうじ》」なる朝の日課《にっか》を、この眼でしっかり見てきて、その度《たび》ごとにますます驚きを増《ま》すばかりなのである。ここでその情景を描写《びょうしゃ》してみよう。一晩にわたって椅子《いす》やテーブルや長椅子の上に置かれていたので、哀《あわ》れや今はほこりと煤《すす》に「まみれた」姿の「物品《ぶっぴん》たち」は、自分たちがほこりと煤《すす》から守ってやったその場所から、ほかの椅子やテーブルの上へと移されるのであるが、そこには指《ゆび》で名前が書けそうなくらいほこりや煤《すす》が堆積《たいせき》している。そこでその「物品たち」は、すこしはきれいに残されていた《底面《そこ》》のほうまで、あらためて汚《よご》れとほこりにまぶされることになる。次に女中《メイド》が部屋じゅうのあらゆるものを、あるいは一部のものを――というのは手の届《とど》かない物にはいっさい手をつけないからである――はたきと称《しょう》するもので叩《はた》く。そこでほこりは舞いあがり、作業前にも増してまんべんなく元に戻って降《お》りてくる。かくして部屋の「お掃除《そうじ》は無事に完了」ということになる。

病室の床（ゆか）

4 病室の床《ゆか》についていえば、私の知るかぎりにおいて、唯一《ゆいいつ》信頼できる清潔な床は、ベルリン風の《ラッカー塗《ぬ》り》の床で、それに毎朝濡《ぬ》れ雑巾《ぞうきん》をかけたあとに空拭《からぶ》きをしてほこりを除《のぞ》けば、まず完全である。フランス風の《寄木細工《よせぎざいく》》の床は、すこしほこりがたちやすいが、わが国に多い吸収性の強い床にくらべれば、清潔と衛生という点においては、はるかに優《すぐ》れている。

5 病室にとって、絨緞《じゅうたん》なるものは、およそ人間があれこれ発明考案してきたもののなかでも、最も始末《しまつ》の悪い代物《しろもの》であろう。どうしても絨緞を敷かざるをえないばあいの、唯一の安全策は、年に一度などといわず、年に二度も三度も、絨緞を床から剥《は》がして徹底的にほこりを落とすことである。汚《よご》れた絨緞によって部屋がどんなに汚染《おせん》されるか。それは、部屋に出入りする人間の靴によって運び込まれるおびただしい量の有機物が、そっくり絨緞に浸《し》み込んでいることを考えれば、容易に納得できるであろう。

床（ゆか）の水洗い

6　これと同じ理由から、病室の床《ゆか》の水洗いの善《よ》し悪《あ》しが大きな問題となってくる。おおぜいの人間を収容している学校の教室や病棟などでは、床を磨《みが》き洗いしていると、石鹼《せっけん》水のにおいとはまったく別種の、ある臭気《しゅうき》がひどく鼻についてくるものである。それは吸収性の床に浸《し》みこんでいた、おおぜいの人間の足からと呼気からの有機物が、水に溶《と》けて再び発散したものなのである。

7　これが病院内で発生する丹毒《たんどく》症の原因のひとつである。

8　同じ汚《よご》れでも、乾燥《かんそう》性のものは比較的安全であるが、湿潤《しつじゅん》性のものは危険性が高い。

9　乾燥気候地方の不潔な町々に給水を実施したところ、悪性の流行病が発生したという例もある。

10　医師が病院の床《ゆか》の磨《みが》き洗いを禁止すると、看護師が、医師の眼をぬすんで、朝の暗いうちにそれを実施したりすることがある。

11　さて、いったい、どうすべきなのであろうか。

12　病室の床《ゆか》の水洗いについては、その実施の可否《かひ》および実施の時期について、医師の意見を求めるべきである。患者が移動に支障《ししょう》のないばあいは、患者を他《ほか》の部屋に移しておいて床を洗いあげ、部屋にもどす前に暖炉《だんろ》の火で乾燥させ窓を開けておく、これが最上であろう。したがって、湿度の高い日でなく、空気の乾燥した日を選ぶこと。

13 しかし、家庭の病室（ここは病院ほど人の出入りははげしくない）では、濡《ぬ》れ雑巾《ぞうきん》でよく拭《ふ》いてから、さらに空拭《からぶ》きして乾《かわ》かしておきさえすれば、床の清潔は完全に保《たも》たれる。

14 これと同じ方法で、床《ゆか》だけでなく、病室内の家具や備品《びひん》のいっさいを、熱《あつ》い湯でしぼった雑《ぞう》巾《きん》で拭《ふ》き清《きよ》めたことがあるが、それでほこりを一掃《いっそう》することができた。

15 それは手術を受けた患者の病室であった。

16 床板《ゆかいた》に「乾燥性」アマニ油を浸《し》み込ませてよく擦《す》り込み、着色し（これは外見上の目的だけである）、それを蜜蠟《みつろう》と松脂《まつやに》とで磨《みが》き上げるという工夫《くふう》をして、床の吸収性の問題を解決した病院もいくつかある。

17 それらの病院では、床《ゆか》の清掃に先端を布《ぬの》でくるんだブラシを使っている。そして何か有害なものをこぼしたようなときには、ただちに石鹼《せっけん》水で洗い清《きよ》めて乾《かわ》かすようにしている。

18 英国において、学校、療養所、病院、あるいは個人の家などから、吸収性の床板《ゆかいた》がすべて姿を消す日のくることを私は願っている。

壁紙と、漆喰壁と、ペンキ塗り壁

19 壁《かべ》についていえば、最も不潔なのは壁紙《かべがみ》をはった壁であり、つぎに不潔なのは漆喰《しっくい》塗《ぬ》りの壁である。ただし、漆喰の壁は頻繁《ひんぱん》に石灰《せっかい》をぬり直せば、また壁紙は頻繁にはりかえれば、どちらも何とか清潔を保《たも》つことができる。艶出《つやだ》し加工の壁紙はかなり危険度が低いが、普通の家で寝室に使われているような壁紙は、すべて《落第《らくだい》》である。

20 病人部屋や子供部屋の空気の汚《よご》れを、いつも嗅《か》ぎ分けることに慣《な》れたひとであれば、《他の条件が同じ》であるかぎり、眼をつむっていても、匂《にお》いを嗅《か》げばたちどころに、塗装《とそう》の古くなった部屋か壁紙《かべがみ》の古い部屋かを識別《しきべつ》できる。壁紙の古い部屋は、たとえ窓を全開していても、常にカビくさいからである。

壁紙とペンキ塗りとでは部屋の空気がまったく違う

21 このことからも、換気と清潔との密接な関係がわかる。暖炉《だんろ》の煙突《えんとつ》にアーノット換気装置がとりつけてあると、ふつうの薄手《うすで》の壁紙でもかなりの長期にわたって清潔が保《たも》たれる。

22 現在使われている壁《かべ》のなかでは、油性塗料を塗《ぬ》った壁が最良である。この壁であれば、動物質の汚《よご》れなども洗い落とすことができる。*

衣類を汚して壁をきれいにする方法

* もしあなた方が、薄汚れたドアや壁に打ちつけられたフックなどに、清潔なガウンやショールを掛けて、それで壁の汚れをぬぐいとるというのであれば、これも確かにひとつの方法であり、また世間でよく見かける方法である。そして、寝室のドアや壁を清潔にするために実施されている方法といえばこれだけ、というのがふつうである。

23 部屋にカビが生えるのは、これら動物質の汚《よご》れによる。

病室に最も適した壁

24 病室や病棟に理想的な壁《かべ》材料としては、混《ま》じりけのない非吸湿性の白セメント、ガラス、釉薬《うわぐすり》のかかったタイルなどが考えられる。もっとも、これらが部屋の美観《びかん》や雰囲気《ふんいき》をまったく損《そこ》なわなければの話であるが……。

25 空気が汚《よご》されるのは、ちょうど水が汚染《おせん》されるのと同じである。水のなかに息を吹き込めば、水は呼気《こき》中の動物質によって汚染されるであろう。空気についても同様である。壁《かべ》や絨《じゅう》緞《たん》に動物質の発散《はっさん》物が浸《し》み込んでいるような部屋では、空気は常に汚染《おせん》されている。

26 さて、私たちは部屋や病棟が不潔になるのを防《ふせ》がなければならないのであるが、不潔が発生する経路には次の三つがある。

室外からくる不潔な空気

27 一、室外から浸入してくる不潔な空気。すなわち下水からの発散物、汚《よご》れた街路《がいろ》からの蒸発物、煤煙《ばいえん》、燃料くずや藁《わら》くずや馬糞《ばふん》のくずなどで汚染されている空気。

最も望ましい家の外壁

28 人びとが皆《みな》、家の外壁に無地《むじ》や模様《もよう》入りのタイルをはっておおうようになれば、(1) 街《まち》も明るく清潔になり、屋内も湿気《しっけ》がこもらず、暖かくなり、ひいては経済的にも安上りになるなど、はかり知れないほどの効果をともなう改善となろう。そうなれば消防ポンプで放水して家の外壁《がいへき》の汚《よご》れを洗い流すことも可能となる。《この種の壁の採用》は、町の衛生の改善にとって、道路の舗装について重要である。

室内に生じる不潔な空気

29 二、室内に生じる不潔な空気はほこりから発しているのであるが、人びとは、ほこりをしばしば移動させはするがけっして除去しようとはしない。このことから、ある《必要条件》が浮かびあがってくる。すなわち、部屋や病室のなかでは、家具の上部なども含めて棚《たな》などの出《で》っ張《ば》り部分を可能なかぎり少なくするということである。そして、とりわけ、いかなる理由があろうとも眼に見えない場所に出《で》っ張《ぱ》りを作らないことである。そこにほこりが積《つ》もり、けっして拭《ふ》きとられずに溜《たま》りつづけ、それは確実に空気を汚すのである。ほこりのほかにも居住者た

(1) 当時の建物の多くはレンガ造りであった。レンガは吸湿性で隙間も多い。

ちが呼吸とともに吐き出す動物質の発散物《はっさん》があり、それは家具類に浸《し》み込んでいる。そこで家具類の清掃を怠《おこた》っていると、部屋や病棟はまさにカビの臭気《におい》の巣窟《そうくつ》と化してしまう。これでは、どんなに徹底的に換気をしても、爽《さわ》やかな部屋など絶対に望めない。さらにまた、艶《つや》出し加工や光沢《こうたく》塗装の施《ほどこ》されていない物品においては、いわゆる《分解作用》が絶えず進行している。たとえば、ある種の緑色の壁紙《かべがみ》には、染料《せんりょう》として砒素《ひそ》が使われている。この種の壁紙を張った部屋では、ほこりのなかからさえも、まぎれもなく砒素が検出されている。このことからも、ほこりがまさに有害そのものであることが理解されよう。にもかかわらず人びとは、ほこりを出《で》っ張《ば》りの上に何カ月も放置して、部屋のなかに永久に溜《た》め込んでおいたりする。

30 もうひとつ。室内で石炭を焚《た》いているばあいは、部屋のなかには炭塵《たんじん》が立ちこめ、これも不潔の原因となる。

敷物から出てくる不潔な空気

31 三、絨緞《じゅうたん》から発散する不潔な空気。絨緞にはとりわけ注意を怠《おこた》らないこと。部屋に出入りする人間の靴によって運び込まれた動物質の汚《よご》れは、そのままずっと絨緞に付着しているわけではなく、室内に発散するからである。床板《ゆかいた》も、木目《もくめ》の隙間《すきま》をきっちりと塞《ふさ》いだうえで艶《つや》出し加工のしてあるものでないかぎり、同様に有害である。学校の教室や病棟の床《ゆか》から発生する臭気《しゅうき》は、すでに述べたとおり、そこに浸《し》み込んでいた有機物が湿気《しっけ》に溶《と》けて発散するときに生ずるものであり、それは、たしかに何か有害な事態が進行しつつあることへの警告である。

対策

32 屋外の空気を清潔に保つには、街《まち》の衛生改善と煤煙《ばいえん》の追放しか方策《ほうさく》はない。このうちのひとつが完全に実施されただけでも、洗濯や清掃のための石鹼《せっけん》の費用は、大幅に節減されるであろう。

33 室内の空気は、いままで述べてきた方法で、手を掛け過ぎるくらいに手を掛けてはじめて清潔に保《たも》てる。――すなわち、壁《かべ》、絨緞《じゅうたん》、家具類、棚《たな》などから、徹底的に有機物とほこりをとり除《のぞ》くことである。ほこりもまたその大部分は有機物から成《な》り立っており、その有機物がこれらに浸《し》み込んで、それが部屋をカビの巣とするのである。

34 清潔でなければ換気の効果は下がるし、換気しなければ完全な清潔は得られない。

35 病人の部屋に要求される徹底《てってい》した清潔ということについて、すこしでも理解しているひとは、その社会階級の上下に関係なく、きわめて稀《まれ》である。というのは、以上いくつかを指摘してきたが、その多くは、病院よりも一般の家庭の病人の部屋のほうにより当てはまるからである。最高に立派な邸宅でありながら、煙突《えんとつ》がいぶっていたり、家具にほこりが積《つ》もっていたり、一日に一度しか便器《べんき》を空《あ》けなかったりして、病人の部屋にはいつも不潔な空気が立ちこめていることが多い。

36 健康な人間には不思議な習性があって、自分にとっては「がまん」できる些細《ささい》な不便が、病人にとっては重い苦悩の種《たね》となり、それで死期が早まることはないにせよ、回復を遅《おく》らせる原因となることに、まるで思いが及《およ》ばない。健康人は、長時間を同じ部屋で過ごすといっても、それが八時間を超《こ》えることなどめったにない。しかも、気分転換をしたいときには、ほんの数分間であったとしても、自分でいつでも転換できる。かりに八時間を同じ部屋で過ごしたとしても、部屋のなかで姿勢《しせい》を変えたり居場所を変えたりは自由にできる。ところが、ベッドに寝たきりの病人となると、その部屋の空気も明るさも温度も、自分の手で変えることはできない。まわりを静かにすることはおろか、降《ふ》りかかってくる煙や悪臭《あくしゅう》やほこりから逃げ出すことすら、ままにはならない。こうして病人たちは、健康人から見れば取るに足りない些細《ささい》なことによって、まさにその身は毒され、心は暗くふさぎ込んでしまう。

37 「治《なお》せないものは我慢《がまん》せよ」という格言《かくげん》ほど、看護師にとって性質《たち》の悪い、およそ危険きわまりない格言はない。我慢と断念という言葉が、看護師の口にのぼるとき、それは怠慢《たいまん》と無関心の言い換《か》えにほかならない。それは、自分に対しては恥《はじ》を表わし、病人に対しては無責任を表わす。

十一、からだの清潔　Personal Cleanliness

1 皮膚から入ってくる毒物

ほとんどすべての病気のばあい、皮膚の機能は、多かれ少なかれ、不調《ふちょう》をきたしている。しかも多くの重篤《じゅうとく》な疾患《しっかん》のばあい、排泄《はいせつ》はほとんど全面的に皮膚を通《とお》して行なわれる。これはとくに、子供のばあいにいちじるしい。ところが、皮膚からの排泄物は、身体《からだ》を洗うか衣類に吸《きゅう》着《ちゃく》させるかして取り除《のぞ》かないかぎり、付着《ふちゃく》したままそこに留《とど》まるのである。看護師は常にこの事実を念頭《ねんとう》に置いておくこと。なぜなら、病人の身体を不潔なままに放置したり、あるいは病人に汗やその他の排泄物が浸《し》み込んだ衣類を着せたままにしておくことは、健康をもたらす自然の過程を妨《さまた》げて患者に害《がい》を加えることになるからである。それはちょうど、身体にゆっくりと作用する毒物を、病人の口から飲ませているのと同じ結果となる。皮膚から与えられた毒物は、口から与えられる毒物と同様、確実にその作用を現わす。ただその作用が表に出てくるまでに時間がかかるというだけの違いである。

2 換気と皮膚の清潔とは等しく重要な看護の基本

皮膚をていねいに洗ってもらい、すっかり拭《ぬぐ》ってもらったあとの病人が、解放《かいほう》感と安《やす》らぎとに満《み》たされている様子は、病床ではよく見かける日常の光景である。しかし、そのとき病人にもたらされたものは、たんなる解放感や安らぎだけではない、ということを忘れてはならない。事実、その解放感や安らぎは、生命力を圧迫していた何ものかが取り除《のぞ》かれて、生命力が解《と》き放《はな》たれた、まさにその徴候《しるし》のひとつなのである。したがって看護師は、患者の身体の清潔に関する世話《ケア》を、どうせちょっと気分が良くなるだけのことだから、時間がずれても同じこと、などという口実《こうじつ》のもとに、何かの後《あと》まわしにするようなことを絶対にしないことである。

3 管理の行き届《とど》いている病院においては、この種の世話《ケア》は必ず実施《じっし》することになっているし、またきちんと実施されている。しかし在宅《ざいたく》の病人においては、一般にあまりきちんとは実施されていない。

4 病人の肺と皮膚から排出される病的な悪臭《あくしゅう》を除去するためには、ひたすら換気しつづけることによって病人のまわりの空気を絶《た》えず新しくしておかなければならないが、それとまったく同様に、皮膚に分布する小さな孔《あな》も、その排泄物によって塞《ふさ》がれてしまわないよう、絶えず排泄物を除去しておかなければならない。換気も皮膚の清潔も、その目的はほとんど同一である。――すなわち、身体から有害物質をできるだけすみやかに取り除《のぞ》くことなのである。

5 皮膚をスポンジ拭《ぶ》きしたり、洗ったり、清拭《せいしき》したりするばあいは常に、一度にあまり広い皮膚面を露出《ろしゅつ》しないようにして、なるべく発汗《はっかん》を抑《おさ》えるように注意すること。こうしたばあいの発汗は、別のかたちで新たな害をもたらすことになりかねないからである。

6 病人の身体《からだ》を洗うには種々の方法があるが、ここで具体的に詳《くわ》しく述べておく必要はないと思う。――どのような方法で行なうかを医師が指示すべきであるようなら、なお必要はない。

7 ある種の下痢症《げり》や赤痢《せきり》などで、皮膚が荒れてざらざらしてくるようなばあいは、軟石鹸《なんせっけん》を充分に使って湯洗いすると、病人の苦痛は非常にやわらぐ。その他のばあいには、まず微温湯《ぬるまゆ》の石鹸《せっけん》水をつけてスポンジで洗い、ついで微温湯《ぬるまゆ》だけにしてスポンジで洗い、最後に蒸《む》しタオルで拭《ふ》きとって仕上げる、という指示が出るであろう。

8 看護師は自分の手を洗うこと。しかも一日に何回も洗うこと。同時に洗顔も行なえば、さらに良い。

9 ひとこと、清潔ということだけにかぎって言っておく。

皮膚を蒸してこする

10 ただの冷水《れいすい》だけで手を洗ったばあいと、石鹸《せっけん》と冷水で洗ったばあいと、石鹸と温湯《おんとう》で洗ったばあいとの、それぞれ使ったあとの水の汚《よご》れぐあいを比較してみよう。最初の水はほとんど汚れを落としてはいず、つぎの水はすこし落としており、最後の湯はずっと多量の汚れを落としていることに気づくであろう。ここでさらに、熱湯を注《そそ》いだコップの上に手を一、二分間かざして、そのあと指でちょっと擦《こす》ってみよう。汚《よご》れの薄片《はくへん》すなわち汚れた皮膚がはがれてくるであろう。この方法によって、蒸気浴《じょうきよく》をしたあとで全身をすっかり一皮《ひと》むいて清潔にすることも可能である。私が言いたいのは、ただ湯水で洗ったりスポンジ拭きをするだけでは、皮膚をほんとうに清潔にすることはできないということなのである。目の粗《あら》いタオルの端《はし》を熱湯に浸《ひた》し――できれば熱湯にアルコールをすこしたらしておくと、さらに効果がある――そのタオルを指で皮膚にすりこむようにして身体を擦《こす》ってみるとよい。皮膚からはがれ出てくる黒い薄片《はくへん》を見れば、すでに多量の石鹸や湯水を使って洗ったにもかかわらず、まだ皮膚が清潔でなかったことがわかるであろう。これらの薄片も、除去されるべき汚れなのである。こうして、たったコップ一杯の熱湯と目の粗《あら》いタオル一枚とがあれば、あとは擦《こす》ることによって、浴槽《よくそう》だの石鹸《せっけん》だのスポンジだのと、すべての道具立てをそろえていながらも擦《こす》らないばあいよりも、はるかに身体《からだ》を清潔に保《たも》つことが現実に可能なのである。「事情によっては不潔にならざるをえないばあいもある」などというのは、まったくの妄言《たわごと》である。長い航海の途中にあって、洗面器一杯の水も支給されなかったときにも、また船室の寝床《ねどこ》からまったく動かせなかったときにも、患者たちはこの方法によって、すべてが手もとにそろっている家庭にいるかのように、清潔を保たれてきたのである。

11 とは言っても、多量の湯水を使って身体《からだ》を洗うことには、たんに清潔という効用のみならず、まったく別の効用がある。皮膚は水分を吸収して柔《やわ》らかくなり、また発汗作用が促進される。したがって、清潔とは別の観点から、石鹸《せっけん》と軟水《なんすい》で洗うことが望ましい。

軟水

12 しかし、水は軟水《なんすい》(1)でなければならない。これを念頭《ねんとう》に置いている人はきわめて少ない。一般には、硬水《こうすい》(1)といえば、それは手を荒らすものというくらいの認識しかなく、硬水に酒酔《さけよ》いや不潔や消化不良などをひき起こす作用があることは、あまり考えられていない。ほとんど知られていないことであるが、外科医が日常好んで用いる「水包帯《みずほうたい》(2)」も、それが軟水によるばあいには傷《きず》を清め癒《いや》す効果があるが、強度の硬水を用いると、まるで効果は逆《ぎゃく》となり、傷にとって毒となる。したがって、どうしても硬水しか得られないばあいは、それを蒸留水にして水包帯に用いること。病人の身体《からだ》を洗うばあいは、雨水を集めるか、ボイラーの蒸気を液化するか、あるいは水を沸《わ》かして用いるのがよい。沸かしさえすれば、たいていのばあい、硬度を半分ないし四分の三くらい下げることができる。《硬水》に石鹼《せっけん》を用いると、てきめんに患者の皮膚が汚《よご》れてくる。石鹼に含まれる脂肪分と皮膚からの浸出物と水中の石灰とが結合して、皮膚の表面に一種のワニスを形成し、それが先に述べたような、擦《こす》るとはがれ出てくる黒い薄片《はくへん》となるのである。

13 お茶や飲み物を作ったり、野菜を煮《に》たり、また薬剤を溶《と》き混ぜたりするときには、必ず軟水または濾過《ろか》水を用いること。これはきわめて重要なことである。ところが不注意な看護師は、薬剤を溶《と》く水を洗面所から汲《く》んできたりする。こんなことをするくらいなら、患者に薬を与えないほうがまし、というばあいも多いのである。

（1） 軟水［soft water］ 硬水［hard water］ カルシウムやマグネシウムの含有量が多い水が硬水。すくない水が軟水。英国と欧州は硬水が多いが、わが国はほとんどが軟水。

（2） 水包帯［water-dressing］

十二、おせっかいな励《はげ》ましと忠告《ちゅうこく》

Chattering Hopes and Advices

1　病者より、忠告者《ちゅうこく》の方々へ申しあげる。

病人に忠告すること　2　「私に忠告をお寄《よ》せくださる皆様方！　あなた方にローマ大軍団《レギオン》(1)という名をさしあげよう。世の人びとは誰《だれ》もかも、男も女も子供までもが、この私に忠告を与える権利を持つと信じており、それはまるで、万人に共通な定《さだ》めのように思われる。なぜであろうか？　まさに私はそれが知りたい(2)」。この言葉は、まさに私が忠告者たちに言いたいことなのである。ずっと病気がちで暮らしてきた私は、これまでに、およそありとあらゆる種類の忠告を受けてきた。国内や国外のあらゆる療養地への転地《てんち》のすすめ、あらゆる種類の乗物《のりもの》での散歩、あらゆる種類の運動や体操、なんとぶらんこに乗れとか（!）、ダンベル体操が身体《からだ》に良いとか（!）、そしておよそ人間が発明したあらゆる種類の強壮剤《きょうそうざい》や滋養《じよう》食品。私がそれら数々の忠告をいやと言うほど浴《あ》びていた、まさにそのとき、私の病状を《最も精《くわ》しく》知る立場にあった人たち、すなわち医師たちは、長期にわたる綿密《めんみつ》な診察の結果、およそ旅行など問題外で、どのような運動もすべて禁止していたし、食物と飲料にも厳重な制限を課《か》していたのである。これら忠告者たちが、もし自分たちが医師であったとして、患者である私がその医師の助言を無視して、気まぐれな忠告者たちの助言に従ったとしたら、彼らは何と言うのであろうか？　ところが、彼ら大軍団《レギオン》の心はまったく一致していて、ほかの誰《だれ》もが同じことをしていて、患者である私としては、ひたすら自分をまもるために、かのロザリンド(3)のように「全部できるとよろしいのですが……」と言う《しかない》という事情など、思い描《えが》きもしないのである。

おせっかいな励ましは患者にとっては災いである

3　「おせっかいな励《はげ》まし」とは、まことに奇妙な標題であると思われるであろう。しかし私は固《かた》く信じているが、およそ病人を悩《なや》ませ病人に忍耐を強《し》いるものとしては、友人たちから寄《よ》せられるこの矯正《きょうせい》できない励ましの言葉かけ以上のものは、他にほとんど類《るい》がないのである。私は、私自身も含めておおぜいの病人を観察してきた長年の広範《こうはん》にわたる私の実際の経験から、声を大にして叫《さけ》びたい。こうした励ましの習慣は病人に害を与える行為としては最悪のものであり、私はそれに強く反対すると。親族や友人、見舞《みまい》客や付添人《つきそい》など、病人をとりまくすべての人びとに向かって私は心から訴《うった》えたい。病人が直面している危険を、わざと軽く言い立てたり、回復の可能性を大げさに表現したりして、病人に「元気をつけよう」とする、そのような行為は厳《げん》に慎《つつ》しんでいただきたいと。

4　昔にくらべると今日《こんにち》の医師たちは、ほんとうの病状を知りたいと願う病人たちには、真実を

(1)　レギオン［legion］　古代ローマ軍の歩兵軍団で、三千～六千人の兵員からなる。転じて大勢、大集団をさす。新約聖書＝マルコによる福音書・五章九節。
(2)　Charles Dickens. Dombey, XIV
(3)　ロザリンド［Rosalind］　シェークスピア「お気に召すまま」の女主人公。

告《つ》げることが多くなっている。

5 見舞《みま》いの友人などが、たとえ彼自身が医師であったとしても、病人の様子《ようす》をざっと見ただけの自分の意見が、主治医《しゅじい》の意見をさしおいて、病人に重《おも》んじられると信じているのは、どう考えてみても、まさに愚の骨頂《こっちょう》としか言いようがない。主治医は、おそらく何年にもわたって、聴診《ちょうしん》したり脈《みゃく》や舌を診《み》るなど、あらゆる診断の手段をつくしてその病人を観察してきており、すくなくとも友人などよりは、はるかに多くの観察を積《つ》んできたに違いないのである。

6 病人も常識を持っているかぎり、たまに訪《おとず》れてくる見舞客から「楽観的」な意見——それが意見と呼べるものであったとして——を聞かされたからといって、現《げん》にそれが経験を積んだ医師の見解とくいちがっているというのに、それで「元気づけられ」たりするものであろうか。結果的に医師の見解が誤《あやま》っていたということも確《たし》かにあろう。よくあるといってもよい。しかし、圧倒的に誤りが多いのは、どちらであろうか？

患者は自分のことを語りたがらない

7 現実には、善意はあるが厄介《やっかい》きわまるこの種の友人たちに励《はげ》まされて、患者*がすこしでも「元気づけられ」ることなど皆無《かいむ》なのである。それどころか反対に、病人は倦《う》み疲れて気が滅《め》入《い》ってしまう。これには二つのばあいがある。そのひとつだが、もし病人が、この善意の陰謀《いんぼう》を胸に抱いて入れかわり立ちかわり押し寄せてくるとてつもなく大勢《おおぜい》の人びと——何しろその名はローマ大軍団《レギオン》なのである——の一人ひとりに向かって、なぜ自分にはそう思えないのか、どういう点で自分の病状は彼が思っているよりも悪いのか、他人には見えないどんな症状があるのか、などをいちいち説明する努力をしたとすると、病人は「元気づけられ」るどころか疲れ果ててしまい、結局、ひたすら自分の病気のことばかりを思い煩《わずら》うことになってしまう。一般的に言って、ほんとうに病状の悪い病人は、自分のことをあまり話そうとしないものである。心気症《ヒポコンデリー》の患者は例外で、よく話したがるが、前述のとおり、ここでは心気症は扱わない。

分別あるひとたちが患者のためになると信じてよくする話のなかに出てくる愚かな統計的比較

＊　もちろん、たとえば初めての妊娠のばあいなどのように、医師や経験の豊かな看護師などが、恐れを抱いて悩んでいる妊婦に対して、あなたのばあいは少しも異常はなく、二、三時間の痛みをがまんしさえすれば、ほかには何も心配はないのだと保証することが、いちばん効果的に元気づけるというばあいもある。これはまったく別種の忠告である。それは未経験者に対する経験者からの助言なのである。しかし今ここで問題にしている忠告とは、厳しい経験に耐えている者に対する未経験者からの忠告なのである。そしてこれは一般的には、どこそこの誰それの熱病が治ったのを誰それが知っているから《あなた》の肺結核も治るであろうと《私》が思っている、といったたぐいのものにすぎないのである。

ある医師が、彼の受け持った患者が不幸にも回復せず、《異なった》場所で《異なった》医師にかかっていた性別も年齢も病気も《異なった》病人が回復した、という理由で非難されているのを私は耳にしたことがある。本当にこういうことが実際に起こるのである。だが、もしこのような比較をする人びとが、この種の比較を意味あるものにするためには、厳密な注意と精確さが必要であることを（実際にそのように行なわれている）知ってさえいれば（彼らは知ろうとしないだけなのであるが）、彼らも言葉を慎んだことであろう。ある病院における死亡数を他の病院の死亡数と比較するばあいに、入院患者全員の年齢、性別、病名などが提示されていないような統計数値は、まったく無価値のものと考えられている。そんなことは今さら述べる必要もないように思われる。これも言うまでもあるまいが、水腫症にかかった老齢の男性と肺結核症にかかった若い婦人とを比較するのはまず不可能である。

ところが、往々にして、もっとも頭脳明晰な部類に入る人びとでさえも、性別、年齢、疾病の種類と部位など、すなわちこの問題に不可欠なすべての条件をまったく無視して、この種の比較をしていることがある。そのような比較はもう、たんなる《うわさ話》にすぎない。

8 病人のためになると信じてなされる愚かな慰め

さてもうひとつのばあいだが、そしてこちらの事態《じたい》のほうが多いのであるが、患者が自分に関する話題から一刻《いっこく》も早く逃げ出そうとして黙然《もくぜん》として何も語らず、ただシェークスピア劇の登場人物よろしく「ええ!」「はい!」「さあー」「そう!」などとばかり受け答えしているようなばあいは、患者は友人たちの思いやりの無さに気が滅入《めい》ってしまっているのである。患者は、友人たちに取り囲《かこ》まれていながら、孤独をかみしめているのである。彼は、自分に対する愚《ぐ》にもつかない励《はげ》ましや勇気づけの言葉の洪水《こうずい》から解放されて、たった一人でもよいから、なんでも自分の思っていることを率直《そっちょく》に話せる相手がいてくれたら、どんなに有難いことだろうと思っているのである。そのような相手になら、「もう二十年は生きられますよ。それが神の御意《みこころ》です」とか「まだまだ元気に働けますよ」などしつこく喋《しゃべ》り立てる連中を抜《ぬ》きにして、自分の願いや今後のことなどを打ち明けて話すことができるであろうに、と思うのである。伝記本や医学論文の症例記録の終わりなどに「長い闘病《とうびょう》の末にA氏は忽然《こつぜん》として世を去った」とか、「彼自身にとっても周囲の者にとっても思いがけないことに……」などと記されているのを、よく見かける。周囲の者にとって「思いもかけず」というのは、おそらく周囲の人間が注意して観《み》ていなかったために気がつかなかったことを指すのであろう。しかし、「彼自身にとって思いもかけず」ということは、それらの記録に見いだされる証拠からも、また同じような症例を観察してきた経験からも、絶対にありえないと私は信じて疑わない。A氏の死を予想させる根拠《こんきょ》はすべてそこにあったのであり、彼はそれを知っていた。しかし彼は、自分が知っている内容をその友人たちに訴《うった》えて説明することは無意味だと悟《さと》っていたのである。

9　ここで私が述べているのは、病気の結末が急速に決まってくる急性疾患の病人についてでもなければ「神経病」の病人についてでもない。

10　急性疾患の病人についていえば、彼らは自分の生命の危険についてほとんど関心をよせないものである。小説でも伝記でも、作りものの文章のなかでは、この種の病人の臨終《りんじゅう》の場面は、たいていが、理性の輝《かがや》きに包まれた清き天使のごとき様相《ようそう》として描《えが》かれている。私はこれまで無数の臨終の場を経験してきているが、そのような光景にはほとんど、あるいはまったく出会ったことがないとしか言いようがない。この種の病人たちのほとんどは、臨終の場にあっても、肉体的な苦痛や何とか為《な》し遂《と》げたいと願っている仕事には心が向かっているが、こと自分の死については、およそ無関心というのが現実であった。

11　一方、「神経病の患者」のばあいは、架空《かくう》の危険を想像して、それを自分や他人に語って楽しむことがある。

12　しかし私がここで述べているのは、長期にわたる慢性病の患者たちのばあいで、自分の病状を知り過ぎるほどに知っており、医師からは、もはや再びふつうの生活に戻ることは難しいと申し渡され、月が改《あらた》まるごとに、一月《ひとつき》前にはできたことも、次の月には諦《あきら》めなければならない事実を思い知らされている、そんな患者についてなのである。ああ、どうか、このような苦悩のひとたちに、おせっかいな励《はげ》ましはやめていただきたい。あなた方が彼らをいかに痛めつけ、いかに消耗《しょうもう》させているか、あなた方は知らないのである。これら苦悩のどん底にあるひとたちは、自分自身を語《かた》ることにも耐《た》えられず、ましてや、およそ一片《いっぺん》の可能性も残されていないようなことについて、希望など抱きえないのである。

13 それとまったく同じことで、このような病人のうえに雨のごとくに降りそそぐ数々の忠告《ちゅうこく》にも、彼らは耐《た》えられないのである。やれそんな仕事は放棄《ほうき》せよとか、やれほかの医師に診《み》せよとか、家を換《か》えよ、転地せよ、この丸薬《くすり》がよい、あの散薬《くすり》がよい、特効薬がある、などといった類《たぐい》の忠告である。こうした忠告の一貫性《いっかんせい》のなさについては、もはや言うべき言葉もない。要するにこれら忠告者たちは、病人に対して、「医師に誤診《ごしん》はつきものだから」いま診《み》てもらっている主治医の診断による予後《よご》は信じないようにと勧《すす》めていながら、同時に「ほかのある医師はいつも正しいから」ぜひこの医師のほうを信じるようにと、熱心に説《と》き勧《すす》めるような人たちなのである。またこれら忠告者たちは、いずれも決《き》まって、病人のいまの仕事の放棄を勧《すす》めていながら、一方、新しい問題を持ち込んでは病人を仕事に駆《か》り立てたりするのである。

忠告者たちの驚くべき大胆な忠告

14 素人《しろうと》であれ医師であれ、このこと病室にまで出向いてきて、その実行の可能性はおろか、患者にとっての安全性についてさえ知らないことを、患者に勧《すす》めて患者を悩ます友人や知人たち。彼らのずうずうしさは驚嘆《きょうたん》に値《あたい》する。それはちょうど、患者の骨折を知りもしないで運動を勧《すす》めるのと同じである。そんな友人が、もし仮《かり》に《自分が》医師であって、自分が担当する患者が、自分とは《別の》友人たちが見舞《みま》いにきて、誰《だれ》がこれを勧《すす》め、彼があれを勧め、また誰それは何を勧めなかったからなどと騒いだあげくに、医師である自分の指示を無視して他人の忠告に従う、というような目に遭《あ》わされたとしたら、いったい何と言うであろうか？　しかし、世の人びとはけっしてここまで考えが及《およ》ばないのである。

忠告者たちは二百年前とちっとも変わらない

15　歴史に名高いある人物がこんなことを述べている。この人物がある重要な決議事項を実施に移そうとしたとき、まる半年間というもの、来る日も来る日も、周囲の皆から、どれもこれも似たような陳腐《ちんぷ》な言葉で忠告《ちゅうこく》や勧告《かんこく》を浴《あ》びせられつづけたという。ところがこの人物は、それによって悩まされることは些《いささ》かもなかった。というのは、彼は忠告する人にいつも同じ返事をしたからである、「このような重要な決議に際して、事前に充分な考慮や検討が行なわれなかったとでもお考えなのですか？」と。何年間にもわたって、来る日も来る日も手紙や《口頭《こうとう》》でもって友人や知人たちから、この人物が受けたと同様の拷問《ごうもん》を受けて耐《た》えつづけている患者の方々に、彼と同じ返事で答えることを、私はお勧《すす》めしたい。それにしても、そんな友人知人たちがほんの一瞬でも頭を冷《ひ》やして、患者はこの種《しゅ》の忠告を少なくとも五十回は聞かされてきたかもしれないし、もしこれが実行可能なことであれば、とっくの昔に実行に移されていたに違いないというふうに、ちょっと考えをめぐらしさえすれば、こんな問題はたちまちにして解消するであろうに。しかし、そのような思考はまず働かない。思えば人類はこうしたことに関して、二、三百年昔とちっとも変わっていない。これは奇妙なことではあるが事実である。

16　こうしたおよそ陳腐《ちんぷ》な忠告の言葉は、これら病《やまい》に苦しむ人びとの人生の終焉《しゅうえん》近くによく見られる、あの自己の務めに対する健気《けなげ》でひたむきな専念に対して、汚点《しみ》をつけるようなものであり、それは、陽光に燦《かがや》く南面の果樹園の塀《へい》に残された蝸牛《かたつむり》の粘液《ねんえき》の跡《あと》を思い起こさせる。

病人に与えられる忠告のこっけいさ

17 この世で、病人に浴びせかけられる忠告《ちゅうこく》ほど、虚《うつ》ろで空《むな》しいものはほかにない。それに答えて病人が何を言っても無駄《むだ》なのである。というのは、これら忠告者たちの望むところは、病人の状態について本当のところを知りたいと言うのではなくて、病人が言うことを何でも自分の理屈に都合《つごう》のよいように捻《ね》じ曲げること——これは繰《く》り返して言っておかなくてはならない——つまり、病人の現実の状態について何も尋《たず》ねもしないで、ともかくも自分の考えを押しつけたいということなのである。「しかし自分としては、そんなことを病人に質問するなど、不躾《ぶしつけ》で失礼なことはできない」と忠告者たちはいう。なるほど、そのとおりである。しかし、本当のことを何も知らないで、しかもそれを尋《たず》ねることはできないと自認《じにん》しながら、それでいて忠告を与えることのほうが、いっそう失礼ではないか。

18 私は看護師の方々に申し上げたい。あなた方が受持つ患者に害を与える見舞客たちとは、まさに、こういう人たちなのである。受持ちの患者が見舞《みまい》客から、「(1) あなたの身体《からだ》には何の問題もない。ただ励《はげ》ましを必要としているだけだ」「(2) あなたのやり方は自殺を図《はか》っているようなものだ。それを防止しなければならない」「(3) あなたはある目的のために誰《だれ》かに利用されている」「(4) あなたは誰《だれ》の意見にも耳を傾《かたむ》けようとしないで、頑固《がんこ》に自分の流儀《りゅうぎ》ばかりを通《とお》そうとしている」「(5) あなたは義務感に目覚めるべきである。あなたは神の摂理《せつり》に逆《さか》らっている」などとお説教《せっきょう》されているのを耳にしたようなときは、その患者は、およそ見舞客から受けうるあらゆる被害をその身にこうむっているのだと、察知《さっち》しなければならない。

19 病気のほんとうの苦悩について、よく知りよく理解しているひとの何と少ないことか。健康な人間が、《看護師》でさえも、わが身を病人の生活に置き換《か》えて考えたりすることの、何と少ないことか。

病人に喜びを与える方法

20 病人のまわりの人たちや見舞客は、病人に悦《よろこ》びをもたらすように努《つと》め、また常にそのような話題の提供を忘れてはならない。ところが、あなたが面会を許した見舞客《みまい》に対して、病人のほうが、その会話の始めから終わりまで、努力して自分の推理力と記憶力とを働かせながら聞かなければならず、その一方、見舞客のほうは、自分の悩《なや》みごとばかりを喋《しゃべ》りたて、病人のために記憶力と推理力を働かせたりはまるでしない、といった場面が何と多いことか。「あ、しまった！　わたし考えごとがあまり多いもので、彼にあの件を話すのをすっかり忘れていたわ。でも、あのことは彼も知っていると思ったのよ」と、見舞客が友人に言ったりする。いったいどうやって病人は「あのことを知る」のであろうか？　間違いなく、こんなことをいうひとにかぎって、実際には「考えごと」などほとんど何もないのである。仕事の悩《なや》みをかかえていて、「病人」に話そうと、いろいろな課題を頭の抽《ひ》き出しに詰《つ》めこんでやってくるようなひとも多い。

21 私は何も、あなたの悩《なや》みごとを病人に打ち明けてはならないと言っているのではない。むしろ話したほうが、病人のためにもあなたのためにも良いと信じている。しかし、病人に心配ごとを話すときであっても、同時に、悦《よろこ》ばしい話題も提供するようにすることが、絶対にできるはずである。

22 病人は楽しい消息《たより》を聞くことにたいへんな悦《よろこ》びを感ずるものである。たとえば、幸福が実りつつある恋愛や求婚の話題などである。そんな話題を結婚式の当日になって初《はじ》めて耳に入れるようなことをすると、ただでさえ乏《とぼ》しい病人の楽しみは半分奪《うば》われてしまうことになる。にもかかわらず、あなた方が病人に聞かせてきた話のほとんどは、不幸にして実らなかった結婚話などだったに違いない。

23
病人はまた、何か《具体的な》善《ぜん》が行なわれた話とか、何か正しいことが現実に成功した話などにも、強い悦《よろこ》びを感じるものである。彼は、原理や訓戒《くんかい》や理論などを説《と》く書物や小説などはたくさん持っている。そんな彼がすくなくとも五十回は聞かされてきたような訓告《くんこく》を垂《た》れるのはやめて、どうか、ひとつでよいから、実際・現実に善意が実《みの》った例などを話すようにしてほしい。それは彼にとって、一日分の健康にも匹敵《ひってき》する価値あることなのである。*

* 小さなペットなどは、病人、とりわけ長期の慢性病の病人にとっては、こよなき友となることが多い。籠（かご）のなかの一羽の小鳥が、同じ部屋に何年も閉じこもって動けない病人の唯一の楽しみであることもある。もし自分で餌(えさ)を与えたり洗ってやったりすることができれば、それによって病人は常に元気づけられ、意欲が湧いてくるものである。ある病人が、自分が看護師から受けた看護と、犬から受けた看護とについて語ったことがあるが、彼は犬による看護のほうがずっと良かったと言った。「何よりも犬は喋(しゃべ)りませんからね。」

24
思考力はすこしも衰《おとろ》えていないにもかかわらず行動力をすっかり奪《うば》われてしまったような病人が、自分はもはや人びとの行動に参加できないと悟《さと》ったとき、何か現実に善がなされた話を聞くことを、どんなに熱望しているか、あなた方は知らない。

25　これらのことを、とくに寝たきりの病人について観察してほしい。彼らにとってその生活が、どんなに失意《しつい》に満《み》ちた不燃焼《ふねんしょう》なものであるかを頭に刻《きざ》みこんでおいてほしい。彼らが救《すく》われようのない失望感を胸に抱《いだ》いてそこに横たわっていることが、死以外にそこから逃《のが》れ出るすべのないことが、あなた方にもわかってくるであろう。にもかかわらず、あなた方は、彼らに悦《よろこ》びをもたらすような話題を、あるいはたった一時間でも気分転換をもたらすような話題を、提供することを忘れてしまうのである。

26　病人はあなた方に、自分といっしょになって涙《なみだ》もろくなったり泣き言《ごと》をいったりしてもらいたくはない。彼らは、あなた方がはつらつとして、活発《かっぱつ》で、またものごとに関心を持って生きているのが好きなのである。一方、彼らは、無神経には耐《た》えられず、また会う人ごとから寄《よ》せられる忠告や説教《せっきょう》の類《たぐい》には、たとえそれが誰《だれ》からのものであっても、もう飽《あ》き疲れているのである。

27　赤ん坊と病人という組み合わせほど、お互いにとって益《えき》ある交《まじ》わりはほかにない。もちろん、この両者のいずれもが被害をこうむることのないように配慮《はいりょ》しなければならないが、それは完全に可能なことである。「病室の空気」が赤ん坊にとって良くないと思われるときは、それは病人にとっても良くないのであり、当然両者のために換気をすることになろう。「赤ん坊」を眺《なが》めていると、病人の心はすみずみまで洗い清《きよ》められる。また、あどけない幼児と病人とは不思議なほどうまが合うことが多いものである。ただしこれは、その児《こ》が甘やかされて育ったわがままな子でないばあい、また共に過ごす時間が長過ぎないばあいに限《かぎ》る。

28　病人というものは、私たちにも簡単《かんたん》に理解できる原因で、私たちにはとても理解できないほどの苦痛を感じてしまう、ということを知ってさえいれば、あなた方もこうしたことすべてにわたって気を配《くば》るようになるであろうに。病人のベッドの上に座《すわ》らせられたひとりの赤ん坊は、かくのごとく悩《なや》める病人に、あなた方の能弁《のうべん》を全部合わせたよりもはるかに大きな幸せをもたらす。一片《いっぺん》の楽しい消息《たより》もまた同様に幸せをもたらす。おそらくあなた方は、病人の「心を乱《みだ》す」ことを恐れているのであろう。病人がいま背負《せお》っている不幸の原因に対しては、慰《なぐさ》めとなるものは何もないと言いたいのであろう。確《たし》かにそのとおりである。ただ区別しなければならないのは次の点なのである。病人がどうしても果《は》たさなければならない課題にとり組んでいるようなときは、別の課題を与えて彼の心を乱したりしてはならない。彼が思いのままにできるよう配慮《はいりょ》すべきである。しかし彼がそれを終《お》えてしまったとか、あるいは何もできなくなってしまったようなばあいには、ぜひとも彼の《心を乱さ》なければならない。「消息《たより》」を伝えたり、「赤ん坊」を見せたり、あるいは何か考えたり見たりする目新しい対象を提供したりすることによって、世間に言い旧《ふる》された理屈を全部並べたよりもはるかに効果的に、病人の、この理解可能な原因から生じる思いも及《およ》ばないほど深い苦痛を、軽減《けいげん》させることになるであろう。

29　病人や病弱者たちは、自分の身のまわりのできごとに対して《つり合い》の感覚に欠《か》けるという点で子供と似ていると言われているが、まことにうまく言いえていると思う。そこで、病人を見舞《みま》う訪問者としてのあなた方の務《つと》めは、病人につり合いの感覚をとりもどさせることなのである。すなわち、世の中のほかの人びとがどんなことをしているかを見せ示すことなのである。そうしなければ、どうして彼らがそれに気づくことができるだろうか？　あなた方は、この点に関して病人たちが、子供たちよりもはるかに速《すみ》やかに道理を受け入れ、それに従《したが》うことがわかってくるであろう。また他人の不親切や同情のなさなどに対して病人が感じてしまういいい度はずれの苦痛も、広い世界のできごとに新鮮な関心を寄《よ》せることによって消えていくのを知るであろう。しかしそのためには、あなた方は病人たちに、たんなる無駄《むだ》話ではなく、ほんとうに興味をそそるような話題を提供できなければならない。

この時代に特有の新しい二種類の患者層

覚え書――近頃、嘆(なげ)かわしいことに、とくに金持ち階級の婦人の間に二種類の患者がはびこりつつあるが、この人たちには、以上のすべての注意はまったく通用しない。(1) 何もしないことの口実として自分の健康状態をいい立て、同時に何もできないことが自分たちの唯一の悲しみであると弁解するひとたち。(2) 快楽――まことに遺憾(いかん)なことに、彼らと仲間たちは、これを知的活動と称している――を追うあまりに身体を損(そこ)ねたひとたち。前者の人種に往々にして与えられる「無為(むい)」のすすめ、そして後者の人種によく贈られる「奮起(ふんき)」への称讃(しょうさん)、これほどひどい害をもたらすものを、私はまずほかには知らない。

十三、病人の観察　Observation of the Sick

「彼はよくなってきました?」という質問は何かの役に立つだろうか?

1　よく耳にする「彼は快《よ》くなってきました?」という声かけの決《き》まり文句《もんく》ほど、愚《おろ》かな質問はない。知りたければ主治医《しゅじい》自身に訊《き》くべきである。その質問に対する正しい答えを望むのであれば、他の誰《だれ》に訊《き》けばよいというのであろうか。まさか、そこに居合《いあ》わせた見舞《みまい》客などではないだろうし、また看護師にでもないであろう。というのは、現状では、看護師は観察についてまったく訓練されていないからである。あなたが知りたがっているのは、何があったかという事実であって、病状についての意見や見解ではないのであろう。なぜなら、患者の病状の善《よ》し悪《あ》しについて価値ある意見や見解を持ちうるひとといえば、患者をずっと診《み》て来た主治医か、正確な観察力を身につけた看護師のほかには考えられないからである。

2　看護師に課《か》す授業のなかで、最も重要でまた実際の役に立つものは、何を観察するか、どのように観察するか、どのような症状が病状の改善を示し、どのような症状が悪化を示すか、どれが重要でどれが重要でないのか、どれが看護上の不注意の証拠であるか、それはどんな種類の不注意による症状であるか、を教えることである。

3　これらすべては、看護師の訓練のなかの最も基本的なものとして組み入れられなければならない。現状においては、専門家と非専門家とを問わず、自分が付《つ》き添《そ》っている病人が良くなっているのか悪くなっているのかを正確につかんでいるひとの、何と少ないことか。

4 この無意味に乱用されている「彼は快《よ》くなっています?」という〔主治医の〕質問に対する答えの曖昧《あいまい》で不正確なことといったら、痛々《いたいた》しいと言うよりは、むしろ滑稽《こっけい》と言ったほうがよいであろう。（病気についての知識が乏《とぼ》しい現状にあっては）ただひとつ理《り》に適《かな》った答えといえば、「どうして私にそれが判《わか》るでしょう。私が患者のそばにいなかったとき、彼がどんな様《よう》子《す》であったかは、私には判りません」というものであろう。

5 家族や看護師たちが、患者のベッドのすぐそばで、医師の質問に答え、また医師もそれに納《なっ》得《とく》した回答の例を、ほんのすこしだけ書き出してみよう。患者はその回答のことごとくに反論《はんろん》することもできたであろうが、反論しなかった。それは、時には彼が柔和《にゅうわ》なせいであり、また内気《うちき》のせいであることも多いが、もっと多いのは、彼には反論する気力《きりょく》もなかったからなのである!

6 「この患者さんには便通《おつうじ》は何回ありましたか? 看護師さん」「一回です、先生」。こういうばあいたいていは、実際には便器《べんき》は七回も八回も使われていたが、ただそれを看護師が空《から》にしたのが一回だけであった、という意味なのである。

7 「この患者さんは、六週間前に比《くら》べると、ずいぶん弱ってきていませんか?」「いいえ、そんなことはありません、先生。ご存知《ぞんじ》のように、彼が起きて着替《が》えができるようになったのは、ずいぶん前のことですし、今では部屋を歩いて横切《よこぎ》れるくらいです」。この答えの意味するところは、確《たし》かに六週間前には患者は起き上がってベッドに座《すわ》っていたが、今は何もしないで寝たきりでいるということや、また彼は「部屋を歩いて横切《よこぎ》る」けれども、じっと立っていることは五秒もできないということなどを、その看護師がよく観察していなかった、ということなのである。

8 また別の例では、よく食べ、ゆっくりとではあるが確実に熱病《ねつびょう》から回復してきている患者で、しかしまだ立ち歩きはできないという患者について、まったく回復の徴候《ちょうこう》はございませんと医師に報告されたりする。

真相がとらえられないのは観察不足の結果である

9 真実を述べるということは、一般に人びとが想像しているよりもはるかに難《むずか》しいことである。それは《単純な》観察不足によるばあいがあり、また想像力のからみあった《複雑な》観察不足によるばあいがある。どちらも真実を述べるつもりなのであろう。前者が伝える内容は単純に不充分なのであるが、後者のばあいはずっと危険なものとなる。前者は、おそらく何年間にもわたって自分の眼の前にあったことについて質問されても、きわめて不完全な答えを述べるか、あるいは知らないと答えるかである。彼はまったく観察などしてこなかったのである。そして人びとはたんに、彼は愚《おろ》か者であると思うだけである。

10 後者も観察のお粗末《そまつ》さからいえば五十歩百歩なのであるが、こちらのほうは、たちまちにして想像が入り込んでくる。そしてすっかり自分がその眼で見、その耳で聞いたような気になって、想像だけでこと細《こま》かに描写《びょうしゃ》したり、あるいは実際には自分が他人に話したものにすぎないのに、それがあたかも自分に向かって話されたものであるかのように、会話の一部始終《しじゅう》を再現してみせたりもする。こういうのがいちばん多い。このような人びとは、自分が《観察していなかった》ということさえも観察していないし、また自分が忘れてしまっているということも忘れているのである。

11 裁判所の法廷《ほうてい》においては、誰《だれ》でもその意志さえ持てば「すべて真実を、そして真実のみを」述べることができると考えられているようである。しかし、「すべて真実を」述べ「真実のみを」述べるには、観察力と記憶力とが結びついた、多くの能力が必要とされる。

12 「確《たし》かに私はちょっとした嘘《うそ》をいろいろ申しました。でも、お嬢《じょう》さま、信じてください。他《ひ》人《と》から指摘されるまで、それが嘘だってことに気がつかなかったんです」という言いわけを実際に私は聞いたことがある。これもまた、ほとんどのひとには思いもつかないであろうが、前述のことが広くあてはまるひとつの例である。

13 証言の一致というものが決定的な証拠として示されることがよくある。これは、観察をしないで想像で間に合わせるような人間を扱《あつか》い慣《な》れているひとなら誰《だれ》でもよく知っているが、同一人物が繰《く》り返し何度も同じことをしゃべっていたと同じ結果にすぎないこともありうる。

14 たとえば、十三人もの人間が、一度もベッドから出たことのない十四人目の人物について、彼は毎朝七時に遠くの教会へ通《かよ》っているという「一致した証言」をしたのを、私は聞いたこともある。

15 非《ひ》の打ちどころのないほど誠実な人たちが、実際は一度もそんなことのなかった男のことを、自分の住んでいた家に毎日夕食を食べにきたと断言したり、少なくとも二回は聖餐式《せいさんしき》で並んでひざまずいたことのある人物のことを、洗礼《せんれい》を受けたことのない人だと述べたり、六週間もの間、日に三回、五回、あるいは六回も食事が配膳《はいぜん》されるのを見てきておりながら、調理室からは日に一度しか食事が届《とど》かないと言い立てたりするのを、私は聞いたことがある。このような例であれば、必要とあれば《無数の》例をあげることができる。

16 誘導的な質問は役に立たず、また誤解をまねく

病人に向けて、あるいは病人に関して、現在（一般に）行なわれている質問では、病人に関する情報は、ほとんど得られないであろう。しかも、たとえ質問を受けた人が答えるべきすべての情報を持っていたとしても、である。そうした質問は一般に誘導《ゆうどう》的な質問なのである。質問する前にあらかじめ、その質問に対する答えがどんな形で出てくるかも考えてみないとは、実に奇妙なことではないか。たとえば「患者さんはよく眠《ねむ》りましたか？」と尋《たず》ねるとする。ある患者は、途中《とちゅう》まったく目覚めないで十時間続けて眠らなければ、自分はよく眠れなかったと思うかもしれない。別の患者は、時々うとうととまどろみさえすれば、眠れなかったとは思わないかもしれない。そして実際には、この二人の患者に関して同一の答えが返ってくる。つまり、五日間も続けて二十四時間をまったく眠れないで過ごし、そのため死ぬほどの状態にある患者と、途中《とちゅう》目覚めないで眠るいつもの習慣がちょっとくずれただけの患者とが、同じ扱《あつか》いを受けるのである。いったいなぜ、「何時間眠《ねむ》りましたか？　それは夜の何時ごろでしたか？」と尋《たず》ねないのであろうか。これは重要なことである。なぜなら、その答えによって不眠への対策が異《こと》なってくるからである。宵《よい》のうち二、三時間は眠れるがその後は全然眠れないような患者のばあい、彼に必要なものは、十のうち九までは、睡眠剤ではなくて、食物か刺激物または

ただ保温だけである。これに対して、ひと晩じゅう眠れずに目が覚《さ》めていて朝方《あさがた》になってうとうとまどろむような患者のばあいは、鎮静剤《ちんせい》が必要であるし、それに加えて静けさ、涼《すず》しさ、常用薬、軽い食事のいずれか、あるいはこの四つの全部が必要なのである。そこで、医師には、この点についての報告が必要となる。でないと医師は、患者に何を与えるべきか判断ができない。「私はひと晩じゅう一睡もしませんでした」という返事は、まったく眠れなかったときにも返ってくるが、それと同数くらい、数時間眠れたときにも返ってくる返事であるが、こうした答えがずっと少なくなるであろう。誘導《ゆうどう》的な質問をしたばあいにくらべて、正確な事実を尋《たず》ねる質問に対しては、故意《こい》にしろ無意識にしろ、虚偽《きょぎ》の答えが返ってくることがずっと少なくなるであろう。もうひとつよくある誤《あやま》りは、いろいろと多くの要因がありうるある結果について、その結果についても他の要因の有無《うむ》については質問せずに、ただひとつ、ある要因についてのみ、その有無《うむ》を尋《たず》ねて結果を判断する、という誤りである。たとえば、昨夜は街《まち》の通《とお》りが騒《さわ》がしかったかどうかと患者に尋ね、騒がしくなかったという返事を聞くと、それ以上は追求しないで、病人はぐっすりと眠りましたと報告するたぐいである。この種の誘導尋問《ゆうどうじんもん》の不意打《ふいう》ちを受けた患者は、そう答えれば誤解を招《まね》くとわかっているばあいでも、問われた質問内容にのみきちょうめんに答えてしまう。そうした患者の内気《うちき》さまで考慮されることはめったにない。

17 五つ六つの要点《ポイント》を押さえた質問をしてその患者の全体像を引き出し、彼の問題点が《どこにあるか》を正確に把握《はあく》して報告できるような人、そんな人はめったにいない。

不正確な情報をもたらすやり方

18 私はとても頭の良いある医師を知っている。彼は大きな施療《せりょう》院と病院の臨床医であったが、どんな患者に対しても、その診察のはじめには、「どこが悪いのか、その場所を指《ゆび》さしてください」と言うのであった。この医師は、看護師や患者から不正確な情報を得るのに無駄《むだ》な時間を費《つい》やしたりは絶対にしなかった。誘導尋問《ゆうどうじんもん》は必ず不正確な情報をもたらすのである。

19 最近のある有名な裁判で、九人の有名な医師たちに対して順番に、つぎのような誘導尋問《ゆうどうじんもん》が行なわれた。「これらの症状の原因として、毒薬以外に何かの可能性が考えられますか？」。そして九人のうち八人までが、無条件に「考えられません」と答えた。ところが反対尋問の結果、つぎの三点が判明したのである。すなわち、(1)彼らはいずれも、ここで想定されていた種類の毒薬中毒患者を、これまで見たことがなかった。(2)彼らはいずれも、これが毒物死でなかったばあいに死因として想定される種類の病気についても、それを見たことがなかった。(3)彼らはいずれも、その死亡の原因となりうる病気や状態についての主要な知識さえもっていなかった。

20 いったい誘導尋問《ゆうどうじんもん》が何の役に立ち、またそれがどんな結果をもたらすかを立証するのに、これ以上に強烈な例はないであろう。

21 こうした誘導《ゆうどう》的な質問のせいで、患者が死に至ったり、付き添《そ》っている人たちが、その症例のいちばん重要な特徴にまったく気づきもしないでいた、といった実例を私がどんなに多く知っているかは、あえて言わない。

22 睡眠に限らず、どんなことでも、この不正確な情報を集める特殊技術に頼《たよ》っているかぎり

食事を患者が食べるか食べないかについて

は、どんなに詳《くわ》しく調べてみても無駄《むだ》である。たとえば食物について、普通よく「食欲はいかがですか?」という質問をするが、これは相手にまったく問題がないと信じているからこそできる質問である、と私はよく思う。そして、それで良いことも多い。しかし、質問の相手に何か問題があるばあいには、睡眠について指摘したと同じことがここでもいえる。一日に固形食《こけいしょく》六十グラムばかりも食べられない患者と、日に五回の食事がいつものようには楽しめないという患者とが、まったく《同じ答え》をすることが多いのである。

23 さらに、「食欲はいかがですか?」という質問が、「消化の具合《ぐあい》はいかがですか?」という意味で使われることも多い。もちろん、この二つが互いに依存《いぞん》しあっていることも多い。しかしこの二つは、本来《ほんらい》まったく別ものなのである。あなたが患者の「食欲をそそる」ことができさえすれば、多くの患者は食べられる。患者の好む食物を準備しなかったあなたが悪いのである。しかし別の多くの患者にとっては、それが葡萄《ぶどう》であるか蕪《かぶら》であるかなどは問題ではなく、食物はすべて一様《いちよう》に不味《まず》いのである。彼らは、身体《からだ》のためになる食物なら何でも食べようと努力をするが、何を食べても「かえって悪くなる」。こうしたばあいは、たいていその調理に問題がある。患者の「食欲をそそる」必要があるのではなく、その消化力の負担《ふたん》を少なくする必要があるのである。そして、適切な調理をした病人食は、患者の消化力の負担を半分にとどめる。

24 つぎの四つの原因は、その一つひとつが同じ結果をもたらす。すなわち、患者は栄養不足からゆっくりと餓死《がし》に近づいていく。

1　調理上の誤《あやま》り

2　食品選択《せんたく》上の誤り

3　食事時間帯の選択の誤り

4　患者の食欲不振《ふしん》

ところが、普通これらはひとまとめに、患者に「食欲がない」という大ざっぱな表現ですまされている。

25　この四つをひとまとめにせず、注意深い区別をつけていれば、多くの生命が救われたに違いない。なぜならば原因が種々さまざまに異《こと》なっていると同様に、その対策も種々さまざまだからである。第一の原因への対策は調理を工夫することであり、第二に対してはほかの食品を選ぶことであり、第三に対しては患者が食事を欲《ほ》しがる時刻に合わせることであり、第四に対しては患者が好きなものを出すことであり、それも、時には予告もなしに出してみたりすることである。しかし、これらの対策も、その原因と正しく対応していなければ何の役にも立たないであろう。

26　これは何回繰《く》り返しても多過ぎることはないのであるが、たいていの患者には、こうしたことを自分で観察できる元気はないし、また患者というものはたいへん内気《うちき》で、こうしたことを自分からは話し出せないものなのである。さらに、こうしたことを患者に自分で観察させることも良くない。そんなことをすると、患者は自分に注意力を集中することになる。

27　繰《く》り返して言うが、看護師や家族たちが、患者に代《か》わって、こうしたことに注意を払うのでないとしたら、いったい彼らは何の目的でそこに《存在》《そんざい》しているのであろうか？

28 患者が自分で身体《からだ》を動かさないですむために看護師は存在する、と一般に考えられているようであるが、私はむしろ、患者を自分について思い煩《わずら》うことから解放するために看護師が存在すべきであると言いたい。すなわち、身体を動かす努力のすべてから免《まぬが》れるのでは《なく》、自分自身について思い煩《わずら》うことのすべてから解放されていれば、患者は良くなっていくに違いないと私は確信している。個人の家では一般にこの反対になってしまっている。病院においては、よく整《ととの》えられた組織機構の規則・規定によって、患者はこうした不安のすべてから救《すく》われており、それが患者にそのような有利な効果をもたらすのである。

患者を動かさないようにすることより患者を思い煩わさないようにすることのほうが重要である

29 思慮《しりょ》のない看護師は「何か私にできることがありますか？」と質問する。無作法《ぶさほう》な患者は例外なく「いや何もない」と答え、礼儀正しい患者は例外なく「いいえ何もございません」と答える。ほんとうの病人は、看護師が《何をし忘れたか》をあれこれ頭を使って考えるような苦労をするくらいなら、ほとんど何もしてもらわないほうがましだ、というのが実情である。このような苦労は看護師がすべき苦労であって、患者がすべき苦労ではない。このような質問は、うわべは「親切」そうに見えながら、実は看護師の側《がわ》の一種の怠慢《たいまん》にほかならない。こうすることによって看護師は、患者に自分自身を看護するという苦労を負《お》わせようというわけである。

30 さらにまた、よくある質問に「下痢《げり》していますか？」というのがある。そしてこれまた、まさにコレラ症状の真最中《まっさいちゅう》といった［ひどい下痢の］ばあいでも、ちょっとした不注意による軽

下痢について不正確な情報をもたらす質問の仕方

い下痢《げり》で、原因を取り除《のぞ》けばすぐにも止《と》まるようなばあいでも、あるいは、まったく下痢などではなく、ただ便《べん》がゆるんだだけというばあいでも、まったく同じ答えが返《かえ》ってくる。

31 この種の実例をいくら多くあげても無駄《むだ》である。現在のように観察ということがほとんど啓《けい》発《はっ》されていない情況のもとでは、医師は患者の家族に質問するのはいっさい《やめた》ほうがよい、と私は信じている。家族たちは医師を誤解に導《みちび》くことのほうが多い。つまり、患者の実際の容態《ようだい》よりも重いとほのめかしたり、軽いとほのめかしたりするのである。

32 乳幼児のばあいは、報告の責任者である看護師または母親の正確な観察に《すべてが》かかっている。しかも、この正確という条件が満《み》たされることはめったにない。

33 病気の乳幼児を看護できるかどうかが、看護師を見分ける真のテストとなる。乳幼児に「何か私にできることがありますか?」と尋《たず》ねるわけにはいかないからである。

正確にしてすばやい観察を身につけさせる方法

34 さる高名な人物、高名といってもとるにたりない事柄《ことがら》においてなのであるが、その人物は、自分の息子の教育の主たる目的のひとつは、正確な観察の習慣、すなわち確実な認知《にんち》力を身につけさせることであり、この目的のための一手段としてつぎのような一カ月の訓練をほどこす、と話してくれた。すなわち、彼は息子を連《つ》れて玩具《おもちゃ》店の前を急ぎ足で通り抜け、そのあとで父と子はめいめい、ショーウインドーを通り過ぎるときに見た品物をできるだけ多く並べあげて、鉛筆《えんぴつ》で紙に書き出し、それから道をもどって、それぞれの正確さを確《たし》かめ合うのであった。息子はいつも父よりも成績が良かった。父が三十品書き出すところを彼は四十品も書き出し、しかもほとんど間違わなかったという。

35 このちょっとした教育法は、もっと高い目的のために使えば、なかなか賢明《けんめい》な教育法となろう。そして、看護師というわれわれの天職《てんしょく》にあっては、そうした正確な観察の習慣こそが不可《ふか》欠《けつ》なのである。というのは、身についた正確な観察習慣さえあれば、それだけで有能な看護師であるとは言えないが、正確な観察習慣を身につけないかぎり、われわれがどんなに献身《けんしん》的であっても看護師としては役に立たない、といって間違いないと思われるからである。

36 ある看護師は、病棟をいくつも受け持っていたが、患者一人ひとりに許されている食事内容選択の細《こま》かな相違を頭のなかにたたみこんでいたばかりでなく、患者一人ひとりがその日その日に何を食べたかをも正確に覚《おぼ》えていた。ところが、別のある看護師は、一名の患者しか受け持っていなかったが、毎日毎日、まったく手のついていない食膳《しょくぜん》を下げていながら、そのことにまったく気がつかないでいた。

37 もしもあなたが、自分としては、こうしたことを紙きれに鉛筆《えんぴつ》で書きとめるほうが覚《おぼ》えやすいと思うのであれば、ぜひ、そうしてみるとよい。おそらく、書きとめることは記憶力と観察力とを強めるよりも、かえって不完全なものにしてしまうばあいが多いことがわかるであろう。しかし、どちらの方法をとるにせよ、もしあなたが観察の習慣を身につけられないのであれば、看護師になることを諦《あきら》めたほうがよいであろう。なぜなら、たとえあなたがどんなに親切で熱心であるにしても、看護はあなたの天職《てんしょく》ではないからである。

38 あなたはきっと、すくなくとも一オンスの固形食《こけいしょく》はどのくらいで、流動食《りゅうどうしょく》ならどのくらいと、目分量《めぶんりょう》で判断することができるようになるはずである。これがあなたの観察力と記憶力と

看護師には正確にしてすばやい観察が必要

にとって非常な助けとなることがわかるであろう。それができれば、あなたは、たとえば「Aは今日《きょう》一オンスほどの肉を食べた」とか、「Bは二十四時間に三回、牛肉スープを四分の一パイントずつ飲んだ」というふうに心のなかで言うようになり、「Bは一日じゅう何も食べなかった」とか「Aにいつものとおりの夕食を与えた」などとは言わなくなるであろう。

39 私の知っているいくつかの伝統ある旧式な病院の「看護師長《シスター》」たちは、計量グラスと変わらぬ正確さをもって、患者の葡萄《ぶどう》酒や薬の量を目分量《めぶんりょう》で計《はか》ることができ、しかもけっして間違えなかった。私はこの方法をすすめるわけではない。それをするには、それだけの確実さを身につけていなければならないからである。私がそれをここに書いたのは、熟練《じゅくれん》の結果、眼で薬の量を計《はか》れるようになったほどの看護師であれば、自分の患者が摂取《せっしゅ》した食物の量を（オンス単位で）目分量《めぶんりょう》でとらえているに違いないと思ったからである。病院の給食係は、量計《はかり》を使わないで、それぞれの患者に十二オンスなり六オンスなりの肉を、充分正確に割り当てる。ところが、看護師はよく、食物をいっさい受けつけない患者や回復への意欲を持てない患者が、看護師の眼をごまかすために、皿《さら》の中身《なかみ》をかきまわしたり、スプーンをカップに浸《ひた》したりしても、食膳《しょくぜん》の中身《なかみ》が配膳《はいぜん》時とまったく変わっていないのを確《たし》かめもしないで下げてしまい、しかも医師に対して、患者はいつものように食事を全部食べました、と報告したりする。これはむしろ、いつものとおり患者の食膳を下げました、と報告すべきである。

40 それにしても、これはいったいどういうたぐいの看護師なのか？

41 あまりにも大まかな言い方であり、またきっと逆説的《ぎゃくせつてき》に響《ひび》くに違いないが、英国ほど、機敏《きびん》

英国の女性は緻密な観察の能力を持っていながら実際にはほとんど用いていない

にして正確な観察が不得手《ふえて》な女性の多い国はほかになく、また英国ほど、訓練をされればずばぬけた観察力を発揮《はっき》する女性が多い国もほかにはない、と私は思う。フランス人とアイルランド人の女性は、感覚が先走《さきばし》って観察の正確さに欠ける。チュートン人(1)は、おっとりし過ぎていて、訓練された英国の女性ほど機敏《きびん》な観察者にはなれない。ところが、英国の女性たちは、忍耐力においては男性にもひけをとらないが、習熟《しゅうじゅく》した正確な観察力に欠《か》けているので、熟練《じゅくれん》仕事は女性に任《まか》せられない、という男性からの非難《ひなん》を甘《あま》んじて受けている。プロテスタントとローマ・カトリックの国々においては、「俗籍《ぞくせき》」と「僧籍《そうせき》」とを問わず、教会に属《ぞく》する女性たちが（知的水準は明らかに英国の同種の女性ほどには優《すぐ》れていないが）たとえば調剤《ちょうざい》の仕事などに従事《じゅうじ》しているが、これらの女性が携《たずさ》わっている仕事の責任者である男性たちは（男性と女性の「使命」についての学説として言うのではなく）女性のほうが仕事ぶりが正確で慎重《しんちょう》で、また不注意による間違いが少ないので、男性よりも良い、と述べている。

42 そのようなわけで、英国の女性は間違いなく、この域《いき》に到達《とうたつ》できる能力は充分に持っているのである。

43 私は、子供のときに聞いたちょっとした事故の話を覚《おぼ》えている。その女性はとっさに、二人の姪《めい》に〝彼女の部屋からアンモニア水の瓶《びん》〟を持ってくるよう命じた。彼女はこう話した。「メアリは身動きもできませんでした。ファニィのほうは駆《か》けだしては行きましたが、私の部

(1) チュートン人［Teuton］ ゲルマン民族の一部族で、エルベ川の北に住んだ民族のひとつ。現在では、ドイツ人を中心として、オランダ人、スカンジナビア人を指す。

屋ではないところから、アンモニア水ではない瓶《びん》を取ってきたのです。」

44 注意力不足というこの習性は、概《がい》して終生《しゅうせい》つきまとうもののようである。ある女性は、窓のそばのテーブルの上にある新しい製本の大きな赤い本を一冊《さつ》持ってくるように頼まれると、暖《だん》炉《ろ》のそばの棚《たな》にある古い小さな茶色の本を五冊持ってくる。しかも、彼女はおよそ一カ月もの間、毎日「その部屋の整理」をしていたのである。もし彼女がすこしでも観察力を持っていたならば、それらの本が一カ月のあいだ毎日同じ場所に置いてあったことに気づいていたはずである。

45 習慣化した観察というものは、何かが急に入《い》り用になったときに、ますます必要とされる。もし「ファニィ」が、毎日「叔母の部屋」にいるときに、そこに「アンモニア水の瓶《びん》」が置かれていることを観察していたならば、それが急に入り用になったときに、もっとうまく発見できたことであろう。

46 このように注意不足による間違いには原因が二つある。（1）とっさのばあいの注意力が足りないこと、すなわち指示されたことを部分的にしか聞かないこと。（2）観察が習慣化していないこと。

47 看護師のためにつけ加えておきたい。常に物を同じ場所に置くようにしなさい。物をいつも決《き》まった場所に置いて眼に触《ふ》れさせて憶《おぼ》えておく習慣をつけておかなければ、突然にそれを探《さが》すように頼まれて、あわてるあまりに、自分で置いた場所がわからなくなるようなことが、いつ起こるかもしれないからである。

興奮しやすい気質と《累積的》な気質との違い

48 ここで私は、看護師がよく観察で失敗するいくつかのばあいについてふれておきたい。患者の気質《きしつ》には、興奮《こうふん》しやすい気質と、《累積《るいせき》的》な気質とでも私は呼びたい気質との二つがあって、両者ははっきりと区別できるものである。一方は何かショックを受けたり心配ごとが起きたりすると即座《そくざ》にかっと興奮するが、その後はたいへん気持ちよく眠る。いま一方は、同じショックを受けてもまったく冷静で、他人には鈍《にぶ》いという感じさえ与えるので、周囲の人びとは「あのひとはほとんど何も感じてはいない」などと言うが、実は少しあとになるとだんだん意気阻喪《そそう》していくのがわかってくる。同じようなことが麻酔《ますい》剤や緩下《かんげ》剤に対する反応にも見られるのであって、前者は直《ただ》ちにその効果を現わすが、後者はおそらく二十四時間くらいはなんらの効果も示さない。旅行や訪問や慣《な》れない骨折《ほねおり》仕事などをしたときも、前者は直《ただ》ちに影響を受けるが、その後すぐに回復する。しかし後者は、その当座《とうざ》はよく耐《た》えているように見えるが、それが原因で、死に至《いた》ったり、あるいは衰弱《すいじゃく》してしまったりする。一般には興奮気質のほうが扱《あつか》いが難《むずか》しいといわれているが、私にいわせれば、《累積的》気質のほうが扱《あつか》いが難しい。前者のばあいは、あなたが予想できる反応が起こり、そして、それですっかり終わってしまう。後者のばあいは、いったいその患者が今どの段階にあるのか判断がつかない――つまり、いつになったらその影響が終わるのか、あなたにはわからない。よほど綿密《めんみつ》な観察をしないかぎり、何が何の影響であるかもわからない――つまり事が起こってすぐに影響が現われるわけではないからである。いいかげんな観察は、まったくの誤《あやま》りにつながる。

49 迷信《めいしん》のほとんどは、誤《あやま》った知識と、未熟な観察と、かの《甲は乙の後に生《しょう》ぜり、ゆえに甲は乙によりて生ぜり》という誤った論法とによるものである。そして未熟な観察者は、ほぼ例外なく迷信《めいしん》にとらわれている。農夫は家畜の病気を魔法のせいにしたものであるし、鵲《かささぎ》を一羽見たから結婚式があるとか、三羽見たから誰《だれ》かが死ぬとか言われてきたのであるが、現代の最高教育を受けた人たちが、病人についてこれとそっくりの結論を引き出してくるのを、私は耳にしたことがある。

迷信は観察の誤りから生ずる

病気に特有の顔つきについてはほとんど知られていない

50 もうひとつ注意してほしいこと。健康な顔つきというものがあると同じく、病気の顔つきというものもあることは確かである。しかし、全身のいろいろな部分のなかでも顔は、普通の観察時や時たまやってくる訪問客などに、ほとんど何も伝えない部分ではなかろうか。というのは、顔は、全身のなかでも、健康状態の影響だけでなく、その他の影響も最も受けやすい部分だからである。その顔つきが、光線の具合《ぐあい》によるものなのか、健康が良好なしるしなのか、皮膚の過敏によるものなのか、あるいは、うっ血傾向、顔面紅潮《こうちょう》、興奮、その他多くの因子《いんし》のどれかによるものなのかを、はっきりと区別できるほどに観察する人はめったにいない。さらに、衰弱《すいじゃく》の徴候《ちょうこう》が顔に現われてくるのは、最後になることが多い。私が思うに、肉づき、色つや、血行などを検《しら》べるには、顔よりも手のほうが確実である。《ある種の病気》では、その徴候が顔のある部分、たとえば眼や舌などだけに現われることも確《たし》かであり、たとえば脳の激しい興奮状態は患者の瞳孔《どうこう》に現われる。しかし、ここで述べているのは、そのような微細《びさい》にわたる観察のことではなく、ざっと見ておおよその状態を見てとる程度の観察のことなのである。そして、綿密な観察者たちは誰もが、彼は健康《そうだ》とか、病気《らしい》とか、良くなった《ようだ》とか、悪くなった《みたい》だとか、こういった類《たぐい》のよく耳にする言葉はどれも、真実よりも虚偽《いつわり》を伝えることのほうがはるかに多いと断言するであろう。

51 なんとも不思議なことであるが、ろくに観察もしないで、あるいはまったく観察ぬきで、あるいは少しでも世間の経験と突き合わせてみればとっくの昔に嘘《うそ》とわかっているはずの《ことわざ》や《格言《かくげん》》の類《たぐい》などに頼《たよ》って、人びとは判断を下しているのである。

52 最も長引く病気でしかも痛みをともなうある病気の患者が、激《はげ》しい痛みと体力消耗《しょうもう》と睡眠不足とで死にかかっていながら、死の二、三日前まで、頬《ほほ》の色は健康そうで、そのうえ元気な子供によくあるまだらが顔に現われていた、そんな患者を私は何人か知っている。しかもこの不幸な患者たちが、まわりの人間たちから「お元気そうでうれしいです」とか「間違いなく九十歳まで生きられますよ」とか「もうすこし運動や遊びをなさったらいかがです」とか、その他およそありきたりで聞き厭《あ》きた言葉のかずかずによって悩《なや》まされているのを、私は何度も耳にした。

53 確かに、顔つきによる病状の判別法というものもある。看護師にはそれを学《まな》ばせるべきであろう。

54 経験の豊かな看護師であれば、前夜に睡眠剤を服用《ふくよう》した患者は、鎮静《ちんせい》の反作用が現われてきて顔色がまだらになるのを知っていて、それを見分けることができる。ところが経験不足の看護師は、そのまったく同じ顔色を見ても、健康のしるしであると思ってしまう。

55 さらに、ある種の衰弱《すいじゃく》のばあいは、顔色には現われなかったり、あるいは白くなるかわりに褐色《かっしょく》になったりする。また別の種類の衰弱《すいじゃく》で、顔色が必ず蒼白《そうはく》になるものがあることも確《たし》かである。

56 しかし、看護師がこの判別をすることはめったにない。彼女は、患者が顔面蒼白《そうはく》にならないかぎり、また患者が運よくも喉《のど》の筋肉が冒《おか》されて声が出なくならないかぎり、動くのも無理なほど衰弱《すいじゃく》している患者に、平気で話しかけたりする。

57 しかし、この二種類の衰弱は、患者の顔つきさえ見れば完全に識別《しきべつ》できる。

患者ひとりひとりの個別性

58 さらに言えば、看護師は患者の個別性《こべつ》を見分けなければならない。ある人は、なるべく他人の世話にならないで、苦しみを自分ひとりで苦しみたいと思う。またある人は、絶えずいろいろ世話や同情をしてもらい、常にそばに誰《だれ》かいてもらいたいと思う。こうした患者の個別性は、もっときちんと観察できるはずであり、またそれによって患者ももっと満足させられるはずである。というのは、《ひとりでいる》ことのほかには何も願望《がんぼう》がないという第一の患者に、にぎやかな付添人《つきそい》が押しつけられたり、第二の患者は放《ほう》っておかれて、自分はないがしろにされていると思ったり、といったことが、どちらもよくあるからである。

59 人びとの看護についての考え方は二通りある。ひとつは、看護とは煩《わずら》わしく無益《むえき》な干渉《かんしょう》であって（確かに、そういうことが多過ぎる）、できるだけ避《さ》けたいという考えであり、もうひとつは、看護は「神秘《しんぴ》」だという考えである。患者を導《みちび》いて何かをさせようとしたところ、ほかの看護師にはどうしてもできなかったのに、ある優秀な看護師の手にかかると患者は喜んでするようになった。こんなとき、人びとはこれを「天才」とみたり、何年か前にロンドンでよく実演《じつえん》されていた生物学を応用した手品《てじな》の一種ではないかと考えたりする。

60 ところで、看護については「神秘《しんぴ》」などはまったく存在しない。良い看護というものは、あらゆる病気に共通するこまごましたこと、および一人ひとりの病人に固有《こゆう》のこまごましたことを観察すること、ただこれだけで成り立っているのである。

61 動物に対して不思議な能力を持つ人たちがいる。彼らは森に入って、自分のまわりに野鳥を集めることができる。これはかつては魔法と考えられたこともあったが、現在は、計算少年(2)と同様に、われわれの見抜くことのできない何か特殊な能力であると想像されている。しかしそれは、鳥の習性や本能についての綿密《めんみつ》な観察によるもの以外の何ものでもない。

62 それと同じように、患者に対するある看護師の「特殊な能力」や、別の看護師の患者に対する能力不足も、前者には何がどう患者を動かすかについての綿密な観察があり、後者にはその観察が欠けている、ということにほかならない。

63 患者に勧《すす》めて食事を摂《と》らせるときほど、これが顕著《けんちょ》に現われることはない。ある看護師のもとで、ある患者が食事を受けつけないために衰弱《すいじゃく》しているとしよう。それを別の看護師にまわしてみると、彼はたちまち食べるようになる。これはどうしたことか？「彼女は患者をあやつる力を持っている！」と人びとは言う。しかし、それは人間をあやつる力などではない。食事の与え方の問題であり、あるいはまた、患者が楽《らく》に嚥《の》み込めるように枕《まくら》を当てがう方法の問

(2) 計算少年［calculating boy］　たいへん複雑な計算をすらすらとやってのける能力を持っている天才少年。

題なのである。ある患者は窓を開けると食が進む。別の患者は顔と手とを洗うとよく、またほかの患者は首のうしろを濡《ぬ》れタオルで拭《ふ》くだけで食べられるようになる。自殺につながるほど気のふさいでいるような患者には、食べる気を起こさせるためのちょっとした元気づけが必要である。看護師は彼の思いに何か変化を与えて、気晴らしをさせる。私は自分が重い病気だったときに、ほかの誰《だれ》が食べさせてくれても嚥《の》み込めないようなときでも、ある看護師が口にスプーンを運《はこ》んでくれると嚥み込めたことを思い出す。

64 ある女性が他人の生命を救うことができるのは、ただこれらこまごました事柄《ことがら》すべての観察によるのであり、けっして不可思議な「他人《ひと》をあやつる力」などによるものではない。また別の女性が他人の生命を救《すく》う手段を見つけられないのは、このような観察が欠《か》けているからである。

65 患者が人間の手ではもはや救《すく》いようもないほど譫妄《せんもう》状態に陥《おちい》り、叫《さけ》び声をあげてあなたを呼び求め、あなたが傍《そば》にいることをわからせることもできない、そんな状態のときでさえも、ちょっとした不用意な物音や不注意な接し方ひとつによって、患者の状態がますます悪化することがよくあり、しかも、不注意を犯《おか》した看護師は、そのことにまるで気づかない。

看護師は患者の衰弱の進行を自分で観察すること、患者は看護師にそれを教えたりはしない

66 さらにひとつ、長期にわたる不治《ふじ》の病気の患者が、そうでもしないかぎり看護師が、患者が一月《ひとつき》前あるいは一年前にはできたことも現在はできなくなっていることをわかってくれないので、自分の状態を看護師に知ってもらうために、仕方《しかた》なく、自分でそれを時どき記録に書いておくようなことがあるが、これほど病人にとって苛酷《かこく》な負担《ふたん》はない。看護師がこうした観

察も自分でできないとすれば、いったい何のために看護師は存在しているというのであろうか？　しかし、およそ富《とみ》と地位とがもたらすすべてのものを持っている人びとのあいだでさえも――むしろ《主として》彼らのあいだで――ほかの何もののせいでもなく、看護師のこうした観察が欠《か》けていたせいで起こった不幸な事故（遅《おそ》かれ早かれ致命《ちめい》的となる事故）がいかに多いか、私は知っている。ある患者は一月《ひとつき》前にはひとりで浴槽《ふろ》から出ることができた――、ある患者は一週間前には呼び鈴《りん》のところまで歩いて行けた――、ゆえに今でも患者はそれと同じことができる、と看護師は思い込んでいる。彼女は患者の変化をまったく観察していない。その結果、消耗《しょうもう》のために身動きもできない状態で放置《ほうち》された患者は、偶然《ぐうぜん》に誰かが入って来るまで、途方《とほう》に暮れていることになる。しかも、これは卒中《そっちゅう》や麻痺《まひ》や失神《しっしん》など不意の発作《ほっさ》によるものではない。（これら不意の発作でさえも、われわれが《観察》さえきちんとしているならば、すくなくとも今までよりは正確に予測できるはずである）。それどころか、これはまさに予測できて、あるいは予測すべきことで、また必然的で、目に見えることで、確実に起こることで、かつ不可避《ふかひ》である衰弱《すいじゃく》の進行によるものであって、その観察に失敗するようなことは絶対にあってはならない。

看護師の観察不足から生ずる事故

67

さらにまた、いつもはベッドに寝たきりでなくてもよかった患者が、下痢《げり》や嘔吐《おうと》あるいはそのほか何か急性症《しょう》状が生じて数日間やむなく寝たきりになってしまったとする。そしてやっと起き上がったばかりのときに、看護師は患者が別の部屋に行くことを許《ゆる》してしまい、しかも二、三分後に様子《ようす》を見にいったりもしない。この看護師は、そんなことをすれば、彼は必ず気分が悪くなったり、冷《ひ》えこんだり、あるいは何か助けを要することが起こるに違いないということを、まるで思いもしない。彼女は、「つききりで気を揉《も》まれるのを彼が厭《いや》がるからです」と弁解する。確かに何週間か前には彼はそう言ったかもしれない。しかし彼は、いまのような状態にあるときに「つききりで気を揉《も》まれる」のが厭《いや》だと言ったわけではない。また、もし仮《かり》にはっきり彼がそう言ったとしても、何かの口実《こうじつ》をもうけて彼を追ってその部屋へ入っていくのが当然なのである。一般に考えられているよりははるかに多数の患者が、このようなことが原因で亡《な》くなっている。すなわち、はじめて起き上がった直後に、一、二時間の失神《しっしん》、冷えこみ、あるいは空腹《くうふく》などの状態のままに放置《ほうち》されたために、再発して亡くなるのである。

68　衰弱《すいじゃく》している患者には反抗《はんこう》する力もほとんどないということ——すなわち彼は、看護師の仕事の習慣によって、いっときの間ひどい苦痛を強《し》いられたり、あるいはまる一日消耗《しょうもう》させられたりするときも、その習慣に抗議《こうぎ》するよりはむしろ屈《くっ》してしまうほうが多いということ——をあなた方は知らない。有能な看護師は、たとえば、患者の体力の消耗をより小さくするために、身体の清拭《せいしき》と包帯《ほうたい》交換の時間をずらすなど、仕事の習慣を患者に良いように合わせる。ところが、無能な看護師はこれらを続けざまに行ない、しかも患者は、反抗もせずにそれを受け入れてしまう。《患者とは、他人から要求されるとおりに振舞《ふるま》うものなのである》。これは、善《よ》きにつけ悪《あ》しきにつけ、記憶しておかなければならない重要なことである。

観察の能力は衰えつつある？

69　にもかかわらず、観察の能力は、ほとんど進歩していないように思われる。病理学《びょうりがく》上の知識の増大はめざましい。しかし、病理学は病気によって人体組織に最終的に起こった変化を教えてはくれるが、そうした病気の経過中に見られる変化の徴候《ちょうこう》を観察する技術については、ほとんど何も教えてくれない。それどころか、むしろ医学の基本的な要素のひとつである観察が退《たい》歩《ほ》してきていることを、心配すべきではないだろうか。

70　よその国（わが国よりも病理学が発達していると考えられている国）のある医学の権威は、「聴診器《ちょうしんき》で診《み》て何かが見つかったんですって？　それでは、もう何をするにも手遅《おく》れです」と言っている。

71　われわれは皆《みな》、看護師や病人の家族などが、あるいは医師である家族までもが、「Aはそんなに悪いんですか。Bは亡《な》くなったんですね。その前の日に私は彼に会いましたが、とても具《ぐ》合《あい》が良いように見えました。そんなに容態《ようだい》が急変《きゅうへん》（？）するとは、ちっとも思えませんでしたね」などと話しているのを、五十ぺんも聞いてきている。しかしこれは、本来《ほんらい》であれば、「私がよく注意していさえすれば必ず察知《さっち》できたはずの《何かの》徴候《ちょうこう》があったに《違いありません》。あのとき患者がどんなだったかを、私は思い出してみます。そうすれば次のときにはその観察もできるでしょう」と言うべきなのであるが、誰《だれ》かがこう言うのを、私は耳にしたことはない。世の人びとはそうは言わない。彼らはずうずうしくも、何も観察するようなことはなかったと断言し、また自分の観察が失敗だったとは認めない。

72　病気や死を観察すべき立場にあるひとたちは、病気の再発や発作《ほっさ》あるいは死などが起こるに先立《さきだ》ってどのような様子《ようす》が見られたかを思い起こし、それを自分の観察体験として心に銘記《めいき》しておくようにしてもらいたい。そして、なにも徴候《ちょうこう》はなかったとか、《確《たし》かなものは》まったく見られなかった、などと断言しないようにしてもらいたい。

死に際して誰もが小説にあるように必ず蒼白になるとは限らない

73 人間がなんらかの形で暴力を加《くわ》えられて突然に死に直面するときに、その顔面に現われるさまざまな様相《ようそう》について観察する機会を持ったひとはきわめて数少ない。そして、これはそれほど有用な知識でもないので、ここでは、たいへん驚くべきひとつの実例を述べるにとどめておく。気質が神経質なひとの顔色は蒼白《そうはく》になる。（これだけが《一般に通用して》いる顔色の変化である）。しかし、多血質《たけつ》のひとは紫色になり、胆汁質《たんじゅう》のひとは黄色またはさまざまな色の斑《まだら》になる。ところが一般的には、顔面蒼白《そうはく》だけが、恐怖や病気あるいはその他の原因によって人間がなんらかの激《はげ》しい変化を受けたことを示す顔貌《がんぼう》であると考えられているが、これほど誤《あやま》った観察もない。もし世間では顔面蒼白《そうはく》しか認《みと》めないとすれば、それは小説のなかだけでしか通用しない《定《き》まりごと》なのである。

正確な判断を阻む二つの思考の習癖

74 正確な判断をはばむ思考の習癖《しゅうへき》が二つあって、どちらもひとを誤《あやま》った結論に導《みちび》く。すなわち（1）状態や状況についての観察不足、（2）何でも平均値をとって良しとする根づよい習癖、この二つである。

一般状態の観察

75 一、医師のような職業の者には、もっぱら触診《しょくしん》でわかるような持続的で器質《きしつ》的な変化だけを（あるいは主としてそれを）観察する傾向があり、その結果についての意見がまったく観察をしていない人間の意見と同じほど誤《あやま》っていることがよくある。たとえば悪性腫瘍《しゅよう》や骨折などのばあい、外科医がその状態を知るには、一回それを診察《しんさつ》するだけで充分であり、しかも午前中に診《み》ても前の晩に診ても、その結果に変わりはないであろう。骨折の状態がどんなであろうと、どんな見通《とお》しがあろうと、骨が接合《せつごう》するまではやはり骨折である。多くの器質的疾患《しっかん》についても同じことがいえる。経験を積んだ医師であれば、一度患者の脈《みゃく》に触《ふ》れただけで、いつかは死をもたらす動脈瘤《りゅう》を見つけるのである。

76　しかしながら、大多数の患者のばあいには、こういった種類のことは何もない。したがって、患者に生じる結果についての正確な判断を下す能力は、そのすべてが患者の生活をとりまくあらゆる条件や状況の探究ということにかかっているのである。経験豊《ゆた》かなひとなら誰《だれ》でも知っているように、大きな都市の複雑きわまりない社会状態のなかにあっては、あるひとつの器質《きしつ》的な疾患《しっかん》によって死亡するばあいよりも、それ以外のたくさんの疾患を経《へ》た末に、何かちょっとした病気がもとで死が避《さ》けられないほど衰弱《すいじゃく》がすすんで死亡するばあいのほうが、はるかに多いからである。

77　よくつぎのような所見《しょけん》を耳にする。すなわち「何某氏《だれそれ》は何の器質《きしつ》的疾患《しっかん》をも持っていない。したがって彼が老齢《ろうれい》に達《たっ》するまで生きられないという理由はまったくない」というものであるが、これほどばかげた、また誤解に導《みちび》く所見もない。もっとも、これに「ただし、静かな場所で、良い食物を摂《と》り、良い空気を吸い、などなどに努《つと》めれば……」という但書《ただしが》きがつくこともあり、つかないこともある。無知な人びとはこの但書きを《抜きにして》所見の主文ばかりを頭に刻《きざ》み込む。そこで、但書きに指示されている条件が満たされる可能性はなくなり、この《唯一《ゆいいつ》の肝心《かんじん》な部分》である但書《ただしが》きは、何の役にも立たないことになる。

78　私は二つの例を知っているが、ひとつは故意《こい》にあちらこちらと脱臼《だっきゅう》をくり返しては、外科医たち皆《みな》にちやほやと撫《な》でたりさすったりしてもらっていた患者の例で、もうひとつは、器質《きしつ》的な変化が認められないから何も悪いところがないと言い渡《わた》されながら、その週のうちに死亡したひとの例である。どちらのばあいも、正確に観察したことを正確に医師に指摘することによって、ひとりを詐欺《さぎ》行為をがんばり通す辛抱《しんぼう》から救《すく》い出し、もうひとりを、瀕死《ひんし》の状態でありながら退院させられるという事態から救ったのは、看護師であった。

眼に見えるところのみが観察されて一般状態が暗示していることが観察されていない

79 さらにもうすこし突《つ》っ込《こ》んでいえば、ある機能の衰弱《すいじゃく》あるいは不全が原因であって、器質《きしつ》的な変化が原因ではない疾患《しっかん》のばあいに、その患者を一日に一回だけ、しかもいつも同じ時刻に回診《かいしん》する医師が、もし彼の実際の容態《ようだい》と反対の見方しかできなかったとしても、それはまったくの災難《さいなん》としか言いようがないということである。この種の患者が、お昼前後のころ、陽光や空気や、紅茶や牛肉スープや、ブランデーや足元の湯たんぽや、清拭《せいしき》やリネン交換などによって元気をとりもどしたときには、明け方に、脈拍《みゃくはく》は不整《ふせい》で速《はや》く、眼瞼《まぶた》に浮腫《むくみ》を生じ、呼吸は粗《あら》く、足先《あしさき》も冷《つめ》たく手も脱力《だつりょく》状態であった患者と同じ人物であるとは、とうてい信じられないのである。このような患者のばあいに看護師はどうすればよいであろうか。「まあほんとうに、先生！　あの人はもうひと晩じゅう、もう死ぬかと思いました」と叫《さけ》んだりなどしてはならない。それは本当のことではあろうが、これは医師に真実を明確に伝える方法ではない。医師は事実さえ知っていれば、その事実から判断を下す能力をあなたよりも持っている。彼に必要なものは、たとえどれほどていねいに言われたにしても、あなたの意見ではなく、あなたの伝える事実なのである。看護師にしか観察できないことを正確に観察し正確に医師に報告することは、あらゆる病気において重要なことであるが、はっきりと定《き》まった経過をたどらない病気においては、これは重要であるばかりでなく、必要欠《か》くべからざることなのである。

脈拍

80 このような患者にすくなからず現われる脈拍《みゃくはく》の極端《きょくたん》な一日単位の変化〔日内変動《にちないへんどう》〕に、看護師は注意を向けなければならない。非常によく見られる症例は、次のように変化する。すなわち、午前三時と四時の間に脈拍は速《はや》く、おそらく百三十ぐらいになり、またおよそ脈拍とも思えないくらい皮膚のすぐ下で一本の細糸《ほそいと》が震《ふる》えているかのように微弱《びじゃく》になる。このあと病人は眠《ねむ》れなくなる。正午の頃には脈拍は八十にまで下がり、拍動《はくどう》はまだ弱々しく圧縮性ではあるが、かなり整《ととの》ってくる。もし日中に興奮するようなことがあれば、夜になって脈拍はほとんど触《ふ》れられないほどになる。しかし日中が平穏《へいおん》無事であれば、夜になって脈拍は正午頃よりもさらに落ち着き、また強く確《たし》かになってくる。これが普通に見られる脈拍の一般的な変動である。また、同じく一日単位の変化ではあるが、別の型の変化をとることもある。しかし、炎《えん》症《しょう》と腸チフスのばあいは、これほど大きな日内の変化が見られない。炎症は脈拍を見ればほとんど常にそれとわかり、腸チフスは脈拍が遅く、どんなにしても速くはならない。ところが、医師も看護師も脈拍の変化を読まないことに慣《な》らされてきてしまった。医師にはもう実際にそれができない。しかし、脈拍のこのような変化は、それだけでも重要な手がかりとなるのである。

81 以上に述べたような患者が、ほんの二、三日ちょっとした病気をわずらって消耗《しょうもう》が重《かさ》なり死に至《いた》るまでになった結果、いわゆる「突然にこと切れる」ようなことがよくある。そして人びとは誰《だれ》も「思いもかけないことでした」と叫《さけ》ぶのである。しかし、観察力の鋭《するど》い看護師であれば、患者にほんの二、三日間でも、日常の睡眠と栄養をどうにかとることすらできない状態が続けば、もはや引き出せる体力の貯《たくわ》えがないと見てとり、いつかはこのような回復不可能な消《しょう》耗《もう》がやってくることを予測していたであろう。

82
ほんとうに優《すぐ》れた看護師によくあることであるが、看護師は、患者に現実に生《しょう》じている危険性を医師に正確に理解してもらえないといって落胆《らくたん》し、また、「医師のいるところでは」患者の状態が実際よりも「ぐっと良く見え」たり「ぐっと悪く見え」たりするといって憤慨《ふんがい》する。その落胆はまことに道理にかなったものではあるが、これは一般的にいって、看護師の側《がわ》が、自分の意見のもととなったその事実を医師の前で簡潔明瞭《かんけつめいりょう》に述べる力を持たないばあいと、医師の側が、忙《いそが》しかったり未熟であったり、または看護師の報告からその事実を引き出す能力を持っていなかったりするばあいとに起きることなのである。ほんとうに患者のことを心にかけている医師であればすぐに、注意深い観察と正確な報告ができる看護師に情報を求め、またそれを正しく評価するようになるものである。

83
看護師は、脈拍《みゃくはく》のいろいろな変化の意味と、脈《みゃく》の性質が暗示していることを理解できなければならない。脈拍の絶対値《ぜったいち》そのものは、あなたが知りたいことについてあまり多くは教えてくれない。すくなくとも脈拍の速度くらいは、いちいち数えてみなくても、充分正確に推定できるようでなくてはならない。多くのことを教えてくれるのは、脈の性質なのである。「はねあがる」ような脈があるが、それは動脈瘤《りゅう》を暗示している。はっきりとした区切りのない脈で、それもリボンのような感じではなく、細い糸が空間の隙間《すきま》を縫《ぬ》って走っているような感じのする脈がある。心臓疾患《しっかん》に特有の結代《けったい》脈、急性肋膜《ろくまく》炎の脈、腹膜《ふくまく》炎の脈、急性の炎症《えんしょう》あるいは出血の危険を告げる、ぴくぴくと震《ふる》えるような脈などもある。熱病《ねつびょう》の消耗《しょうもう》からくる速脈《そくみゃく》があるが、これは葡萄《ぶどう》酒あるいは刺激物を与える時間がきた徴候《しるし》なのである。この時間を逃《のが》さないこと、これに患者の生命は絶《た》えずかかっているのである。葡萄酒を飲《の》ませると脈拍は下がってくる。医師は、その反応として身体の機能低下が生じたときには、葡萄酒を中止するか、または量を減《へ》らすよう指示していくが、この反応を知る手がかりも脈なのである。

84　看護師がこれらのいろいろな脈《みゃく》の性質に精通《せいつう》していないで、どうして自分の仕事に自信を持つことができようか？　またどうして患者の危険や苦痛を救う存在でありえようか？

85　壊疽《えそ》あるいは膿血《のうけつ》症の危険を告げる遅脈《ちみゃく》がある。出血の危険を告げる卒中《そっちゅう》の脈があって、これは時には専門家でなくとも識別《しきべつ》できる。また脳の疾病《しっぺい》に特有の脈、うっ血の脈など、その他多くの脈がある。これらを紙の上に記述することは不可能である。これらの脈を知るには、それに触《ふ》れてみるよりほかはない。しかもこれは、ほんとうの看護師にとって絶対必要な知識なのである。

86　このような理由で、看護師は、充分に訓練された、また鋭敏《えいびん》な感受性を身につけていることが必要なのである。受持ち患者の呼び鈴《りん》の音を耳でそれと識別《しきべつ》できないような看護師は、患者の脈《みゃく》に触《ふ》れてもその性質を識別《しきべつ》できないであろう。そして彼女は恐ろしい誤《あやま》りを犯《おか》してしまい、そんなことなら、はじめから患者の脈に触れてみようなどという考えを、いっさい持たないほうがまし、ということにもなりかねない。

87　話を患者の状態の観察にもどそう。

正確な判断を得るためには、現在の患者の状態のみならず、今後の彼の行動の予測も考慮に入れておくこと

88　ある正真正銘《しょうしんしょうめい》すぐれた医師が、ある患者の家族たちに、その患者は必ず治《なお》ると保証したという話を、私は聞いたことがある。なぜ保証できたか。それは、その医師が指示した療養方針を、患者が何年間もずっと、その細部《さいぶ》にまでわたって守りつづけてきたからである。さらに、その医師が、ほんのわずかでも患者による手直しは絶対にできない、そのような療養方針しか指示してこなかったからである。

89　科学的知識を何も持っていない人でも、この種の諸条件について観察する力と経験とを持っていれば、自分の家族や同居人の生命があとどのくらい保《も》ちこたえるかについて、最も科学的な医師が、これら諸条件について調べようともせず、ただ脈《みゃく》をとっただけのばあいよりも、はるかに正しい予測ができるであろう。

90　生命保険会社やその種の団体は、保険契約者を医師に検診させるかわりに、彼らの住居や環境や生活の仕方などを調べたほうが、はるかに正しい結論に到達《とうたつ》できるであろう。スミス氏は見たところ体格も立派《りっぱ》で壮健《そうけん》そのものといった感じであるが、次のコレラの流行では不運に見《み》舞《ま》われる恐れがあるとわかるかもしれない。J夫妻はきわめて健康な夫婦である。しかし彼らがあの家に住み、ロンドンのあの地区の、あの河のあんな近くに住んでいるかぎり、五人の子供のうち四人までは死んでしまうだろう、しかも生き残るのはあの子であろう、ということまでもわかるかもしれない。

「平均死亡率」は百人中何人が死ぬかを教えるのみであるが、観察はそのうちの誰が死ぬかを教える

91 二、平均というものがまた、われわれを迷《まよ》わせて厳密な観察から遠《とお》ざけてしまう。「平均死亡率」は、たんに一年間にこの町の何パーセントが死亡し、あの町では何パーセント、ということを教えるだけのものである。そして当然のことながら、AあるいはBという人間がそのなかに入るかどうかについては「平均値」は何も教えてはくれない。たとえば、ロンドンにおいては次の一年間に一千人のうち二十二〜二十四人が死ぬであろう、とわかるだけである。しかし、いろいろな条件を詳《くわ》しく調べてみることによって、われわれは、あの地区では、いやあの街《まち》では――それどころか、その街のどちら側《がわ》では、またあの建物では、さらにまたその建物のある階では、とまで言えるほどであるが――死亡率がいっそう高いであろうとわかる。つまりそこでは、老齢《ろうれい》に達《たっ》するまでは死ぬはずのない人びとが、それ以前に死んでいくであろう、ということなのである。

92 そうなると、誰《だれ》かある人物について〔その健康状態に関して〕調査所見《しょけん》をまとめる立場にある人たちは皆、その人物があの街《まち》のあの建物のあの階の住人であるとわかったときには、その所見に大きな変更を加《くわ》える、ということにならないであろうか？

93 われわれのばあいは、これよりもはるかに綿密《めんみつ》な観察ができ、はるかに正確な結論を出せるであろう。

94 救貧院《きゅうひんいん》の収容者名簿に、同じ姓《せい》が何世代《せだい》にもわたって見られることはよく知られている。つまり、その一族の人たちは何世代にもわたって、貧民を生《う》み出すような状況のもとで生まれ育ってきたのであり、またこれからも生まれ育っていくということなのである。死と病気につい

ても救貧院と同じことが言える。死も病気も同じ家族から、同じ住居から発生する。言い換《か》えれば、同じ生活状況のなかから生《しょう》じる。その生活状況がどのようなものかを、なぜわれわれは観察しようとしないのであろうか。

95 詳細《しょうさい》な観察をする人であれば、そのような家系のあるものについては、結婚するしないにかかわりなく、将来断絶《だんぜつ》するに違いないとか、また別の家系については、道徳的にも身体的にもますます退化《たいか》していくであろうとか、かなり正確に予言できるであろう。ところが、いったい誰《だれ》がこの教訓に耳を傾《かたむ》けるであろうか。それどころか、そのような家では十人のうち八人もの割合で子供が死亡することがはっきりわかってきても、人びとはそれ以上のことは何も聞く必要はないと思うであろう。神といえどもこれ以上はっきりとは指摘できないであろうに、誰《だれ》もそれに耳を傾けることなく、その家族は死に絶《た》えるまでその場所に住みつづけ、そのあとは別の家族がとって代わる。そしてまた、彼らは「死人のなかからよみがえる者があっても……[3]」とある聖書の言葉どおり、神の声にさえ耳を傾《かたむ》けることはないであろう。

観察は何のためにするか

96 《正しい》観察がきわめて重要であることを強調するにあたっては、何のために観察をするのかという視点《してん》を見失うようなことは、絶対にあってはならない。観察は、雑多な情報や珍《めずら》しい事実をよせ集めるためにするものではない。生命を守り健康と安楽とを増進させるためにこそ、観察をするのである。このような警告は無用に思われるかもしれない。しかし、どれほど多くのひとたちが（なかには女性も含めて）、まるでその視野《しや》のなかには科学的な帰結《きけつ》のみしかないかのように振舞《ふるま》っていることであろうか。あるいはまた、病人の身体《からだ》はまるでたんに薬物を詰《つ》め込む貯蔵庫であるかのように、また外科的な疾患《しっかん》は医療者に何か特別な情報を提供するために病人が作り出した珍しい症例《しょうれい》に過ぎないかのように、振舞《ふるま》っているひとたちが、どんなに多いことか、まったく驚くほどなのである。これはけっして大袈裟《おおげさ》に言っているのではない。もしも自分の患者の中毒の原因が、たとえば銅製の薬罐《やかん》にあるのではないかと疑われるときには、あなたは直《ただ》ちに、その原因と考えられるものと患者とのつながりを可能なかぎり断《た》ち切ろうとするに違いない。それによって、めったにできない観察ができるせっかくの宝庫がみすみす失われることになるとしても、である。しかし、誰《だれ》もがそうするわけではない。医師は中毒の疑いがある患者を診《み》たときどうすべきであろうか、これが現《げん》に医学倫理《りんり》のひとつの問題になってきている。この答えは非常に簡単であると思われる。すなわち、患者のそばに信頼のおける看護師に必ずいてもらうようにするか、または自分がその患者を治療することをあきらめるか、いずれかである。

97 信頼のおける看護師はどうあるべきか

看護師は誰《だれ》も、他人《ひと》に頼《たよ》りにされうる看護師、言い換《か》えれば「信頼のおける」看護師でなくてはならない。それを忘れないでほしい。看護師は自分が今すぐにもそのような立場に置かれることに気づいていない。看護師は他人の噂《うわさ》をふれ歩くような人間であってはならない。作り話をしてはならない。受持ちの病人に関して質問をする権限を持つ人以外から質問を受けても、何も答えてはならない。もはや言う必要もあるまいが、看護師はあくまでも真面目《まじめ》でかつ

（3） 新約聖書＝ルカによる福音書・十六章三十一節。

正直でなければならない。また、それにもまして信仰《しんこう》深く献身《けんしん》的な女性でなくてはならない。看護師は自分の職業を尊《とうと》ばなければならない。天の与えた貴《とうと》い生命は、しばしば文字どおり看護師の手中《しゅちゅう》に委《ゆだ》ねられるからである。彼女は正確で綿密《めんみつ》でしかも機敏《きびん》に観察できなくてはならない。また細《こま》やかで豊《ゆた》かな感性を持つ女性でなくてはならない。

観察の目的は実践にある

98　何のために観察をするのかという問題に立ち返ろう。ある人たちは、観察そのものが自分の目的であり、自分の務《つと》めは何かを発見することであって、ひとを癒《いや》すことではないと思っているようである。それどころか、最近のある有名な裁判によると、三人の医師が、患者は中毒であろうと推定しながら赤痢に対する処方を出しておいて、患者を毒物から遠ざけようとはしなかったと陳述《ちんじゅつ》したということである。これは極端《きょくたん》な例である。しかし、もっと小さな規模《きぼ》ではあるが、われわれは、それと気づかずに、これと同じようなことをしでかしている。往々《おうおう》にして病人に付添《つきそ》っている人たちは、こんな空気では、こんな部屋では、あるいはこんな環境のもとでは、病人が回復できるはずはないとよくよく知りながら、依然《いぜん》として病人には薬を服《の》ませるだけで、自分でも病人を殺すものだと知っている有毒物を病人からとり除《のぞ》く努力もしなければ、有毒物から病人を遠《とお》ざけようともしないでいることがある。そればかりか、きちんと筋《すじ》を通して、すなわちこれに関して手が打てる唯一《ゆいいつ》の人〔当局者〕に対して、自分の確信を述べようとさえしないこともある。

十四、おわりに　Conclusion

衛生看護は内科患者と同様に外科患者にとっても必須であるが、外科看護技術にとって代わるものではない

1　これまで述べてきたことのすべては、大体《だいたい》のところ、一般の患者よりも、むしろ子供や産婦《さんぷ》にいっそうよくあてはまる。またこれらは、内科患者の看護とまったく同じように、外科患者の看護にもあてはまる。それどころか、実際には外傷《がいしょう》を受けた患者のほうが病気の患者より以上にこのような看護を必要とするばあいもある。たとえば外科病棟において、すべての看護師に共通する職務は、言うまでもなく《感染《かんせん》防止》であるが、それが欠《か》けると、病棟内に熱病《ねつびょう》、病院壊疽《えそ》、膿血《のうけつ》症、あるいはある種《しゅ》の排膿《はいのう》症の疾患《しっかん》などが続発《ぞくはつ》するであろう。看護師が複雑骨折や切断あるいは丹毒《たんどく》などの患者を受持っているばあい、その患者がこれら院内疾患のどれかにかかるかどうかは、この覚え書のなかで指摘してきた事項を彼女がどう考えるかにかかっている、といってもよい。看護師が、外科患者とくに化膿《かのう》や排膿《はいのう》のある患者がよく発する、あの一種異様なむっとする悪臭《あくしゅう》が病棟内にたちこめてくるのを、そのままにしておくような仕事の仕方をしていると、壮年《そうねん》期の活力のある患者でさえもだんだんと衰《おとろ》えてきて、身体《からだ》に備《そな》わっているあらゆる可能性に導《みちび》かれて本来であれば回復に向かうはずのものが、むざむざ生命《いのち》を落とすことにもなりかねない。外科看護師は、不潔、空気の汚《よご》れ、陽光の不足、温度の低下に絶《た》え

ず注意を配《くば》り、いつもそれらの防止に努《つと》めていなければならない。

2　しかし、この覚え書の主題が《衛生》看護であるからといって、いわゆる看護の手技《しゅぎ》を軽《かろ》んじてよいと思ってはならない。衛生の行き届《とど》いた場所に収容された患者でも、出血を放置《ほうち》されて死に至《いた》ることもある。また、空気や陽光や静けさなどの点ではすべて満《み》たされていても、看護師が患者の体位《たいい》変換法と清潔法とを知らなければ、自分では身も動かせない患者が褥瘡《じょくそう》のために死亡することもある。しかし、手技としての看護については、つぎの三つの理由からここでは取り上げなかった。（１）この覚え書は、病人のための調理のマニュアルでないと同様、看護実技のマニュアルを目的として書かれたものではないこと。（２）筆者は、いわゆる外科的看護すなわち看護実技の実際を、おそらくヨーロッパじゅうの誰《だれ》よりも多く見てきているが、率直《そっちょく》に言って、それを書物で学ぶのは無理であると信じている。それを完全に修得《しゅうとく》するには、病院の病棟で実地に学ぶしかないこと。また筆者の見るところ、これまた率直に言って、ロンドンの病院の旧式な「看護師長《シスター》」たちは、ヨーロッパじゅうのどこにも見られないほどの完璧《かんぺき》な外科的看護実技を身につけていること。（３）この種の完全な外科的看護を受けていながら、不潔な空気などが原因で死亡する病人は何千何万といるが、その逆《ぎゃく》の例は比較的まれであること。

子供は同じ原因に対しても、はるかに強い感受性を示す

3　子供たちの話にもどろう。子供たちは成人《おとな》にくらべて、あらゆる有害因子の影響をはるかに受けやすい。同じ有害因子から影響を受けるばあいでも、子供たちのほうがはるかに速《すみ》やかに影響を受け、またはるかにひどい結果となる。すなわち、新鮮な空気や適切な温度の不足、住

居や衣服や寝具《しんぐ》あるいは身体《からだ》の不潔、はっとさせるような物音、不適切な食物、時間の不規則、単調さ、陽光の不足、寝具や衣服の厚《あつ》過ぎと薄《うす》過ぎなどが、——すなわち、まとめて言えば、世話をする人間の管理の心構《こころがま》えの不足が、子供の健康に大きな影響を与える。したがってわれわれは、子供の世話をするときには、ここにあげたような事項について、より深い注意を払う必要があるし、さらに病気の子供の世話をするばあいには、最大の注意を払わなければならない。

4 しかし、これらのなかでも空気の汚《よご》れがとりわけ子供たちに害を与える。しかも夜間の空気の汚れがいちばん悪い。子供たちが寝ている部屋をぴったりと閉《し》め切っておくことは、子供の健康を奪《うば》うようなものである。ことに、その子が病気で呼吸に変調《へんちょう》をきたしているようなばあいには、たとえ同室の成人《おとな》には害とならない程度の空気の汚れであっても、ほんの二、三時間その空気を吸うだけで、その子の命が危《あや》うくなることもある。

5 つぎに、最近出版された『乳幼児の突然死についての講義』というたいへん優《すぐ》れた書物からいくつかの文章を引用《いんよう》するが、これらは、子供たちにとって注意深い看護がいかに重要であるかを指摘している。「乳児や幼児に突然死がふりかかってきたというばあい、そのほとんどは《事故死》というべきであって、その子の病気に起因《きいん》する必然的で避《さ》け難《がた》い死ではない。」

6 つけ加えれば、死というものは、成人のばあいでも「病気に起因する必然的で避《さ》け難《がた》い」ものではないことが、いかに多いかを知っておいたほうがよいであろう。「突然」をぬきにすれば（壮年の年齢層には《突然》死は比較的まれであるから）この文章はそっくりそのまま、あらゆる年齢層にあてはまる。

7 病気の子供たちの「事故」死の原因を、この書物はつぎのごとく列挙《れっきょ》している――すなわち、「はっとさせるような突然の物音、たとえ一瞬であっても体表《たいひょう》を寒さでぞくぞくさせるような急激な温度の変化、眠《ねむ》りから突然に起《お》こされること、あるいは食事を急《せ》かせたり、食べさせ過ぎたり」「――また神経系統へのなんらかの急激な刺激、姿勢《しせい》を急激に変えること、要するに呼吸に変調をきたす原因となるようなことすべて」。

8 さらにつけ加えておきたいのは、非常に衰弱《すいじゃく》している成人の患者のばあいにも、これらが原因になって（めったに「突然死」という事態《じたい》にはならないとはいえ）一般に考えられているよりはるかに多く、とりかえしのつかない結果が生じる、ということである。

9 繰《く》り返しになるが、子供にとっても成人にとっても、また病人にとっても健康人にとっても（もちろん、病気の子供のばあいにいちばん言えることであるが）たとえ二、三時間といえども、ましてや何週間も何カ月間も、汚《よご》れた空気のなかで眠ること、これこそ他の何よりも多く見られる原因であり、かつ最も致命的《ちめいてき》な原因なのである。こうした状態は、他のどのような状態よりも呼吸の働きを妨《さまた》げ、病気中の「事故」死をもたらしやすい。

10 もはやここに、空気の冷たさと新鮮さとを混同してはならない、という警告を繰《く》り返す必要はないであろう。新鮮な空気はまったく採《と》り入れていないのに、空気を冷《ひ》やしてしまって、寒さが原因で患者を死に追いやる、といったばあいもありうるのである。そして一方、患者を寒さにさらすことなく新鮮な空気を採《と》り入れることは、けっして不可能ではない。いやむしろ、みごとに両立させられるはずである。それが優《すぐ》れた看護師であるかどうかを見分ける試金石《しきんせき》となる。

11　病気からくる意識不明が長期間にわたって繰《く》り返されるようなばあい、たとえば、とくに呼吸器が冒《おか》される病気のばあい、肺に新鮮な空気を送りこむこと、体表を温《あたた》かく保《たも》つこと、そして多くのばあいは（患者が嚥《の》み込めるようになりしだい）温《あたた》かい飲み物を与えること、この三つが正しい対処法であり、またこれよりほかに方法はない。ところが、看護師や母親たちが、これをまったく逆《ぎゃく》に行なっているのをよく見かける。すなわち、新鮮な空気が入る隙間《すきま》はすべて密閉《みっぺい》したり、身体《からだ》は冷《ひ》えたままに放《ほう》っておいたり、あるいは、もはや体熱の産生《さんせい》もほとんどなくなってしまった患者に、重《おも》苦しい掛け物を何枚も重《かさ》ねてみたりする。

12　子供たちに往々《おうおう》にして見られる呼吸の状態について、この書物は「慎重《しんちょう》にかつ不安げに呼吸をし、あたかも、全神経を集中させなければ呼吸の機能がその目的を果たせない、というような息づかい」と描写《びょうしゃ》し、たとえばこのような状態のときに、右に並べた三つの対処法が必要となってくると述べている。このような呼吸は、もはやほとんど随意《ずいい》的な運動であるといってよく、これは成人の患者のばあいでも極度の衰弱《すいじゃく》のあるときによく見かけられるものである。

13　またこの書物によれば、「病気が呼吸機能の完全な働きを妨《さまた》げているところに、突然に呼吸運動を全開で働かせなければならない事情が生じたばあい、結果的に呼吸の全機能が突然停止してしまう」、これが突然死のひとつの過程であり、「生命を維持する諸機能の働きを支《ささ》えている神経の力が欠乏《けつぼう》してきて生命が失われる」というのが、もうひとつの過程である。そして、後者の過程をたどって乳児が「事故」死することは少ないという。

14 壮年《そうねん》期の患者のばあいにも、この二つの過程を経《へ》て死に至《いた》ることがあるであろう。もっとも、このばあいには一般に突然死にはならないが。しかし、壮年期の患者にも、ここに書かれているのと同じ原因によって、同じように「《突然》の停止」が起こったのを私は見たことがある。

要約

15 さて要約に入ろう。女性は衛生知識を身につけることが望ましいという考え方に対して、一方では女性たち自身のなかから、他方では男性たちの間から、反対の声があがっているが、これら二つの反対意見に答え、さらに警告をひとつ加えることは、とりもなおさず、看護の芸術〔the art of nursing〕についてその要旨《ようし》をまとめて述べることになるであろう。

女性の無謀な素人療法——健康の法則の正しい知識のみがこれを阻止する

16 （1）男性たちはよく、これら健康に関する法則を女性に教えることは賢明《けんめい》ではない、なぜなら彼女たちは自分勝手に薬を使うようになるからであり、そうでなくとも現に見かける素人《しろうと》療法には目にあまるものがあるではないか——これは事実である——と主張する。ある有名な医師の話によると、医師の処方《しょほう》としては経験上考えられもしないほど多量の甘汞《かんこう》(1)が、急病時に、また常用《じょうよう》薬として、母親や女家庭教師あるいは看護師などの手で、子供たちに与えられているということである。また別の医師によれば、そのような女性が身につけている薬の知識といえば甘汞と緩下剤《かんげざい》だけである、という。これはよくあることで否定のしようもない事実である。素人《しろうと》女性によるこうした無謀《むぼう》な下剤の乱用は、およそ医師など専門家の処方においては絶対に考えられない。ひとたび「青汞《せいこう》丸薬(2)」の処方を内科医からもらうや、たちまちそれを常用の緩下剤《かんげざい》として週に二回も三回も、他人に服《の》ませたり自分で服用《ふくよう》したりする、そんな貴婦人《レディ》たちがおおぜいおり、その効《き》き目はまさに想像どおりである。そこで、それを知った内科医が、比較的害の少ない緩下剤に処方《しょほう》を変えると、「私には半分も効《き》かない」と彼女たちは不平不満を述べ立てる。

17　女性が薬を服《の》んだり服ませたりするばあいの、いちばん安全な方法は、そのつど「医師」の指示をあおぐことである。薬を服《の》んだり服ませたりしていながら、ごく普通の薬剤の名前も覚えようとはせず、たとえば、コロシンス[3]とコルチカム[4]とを混同《こんどう》したりするひとがいる。これではまるで、鋭利《えいり》な刃物《はもの》を「ふりまわして」遊んでいるようなものである。

18　また、こういうご立派《りっぱ》なご婦人方もおられる。田舎《いなか》の屋敷にいるとき彼女たちは、ロンドンのかかりつけの内科医に宛《あ》てて、その地方の近隣《きんりん》にたいへん病気が多いので、自分たちが「たいへん気に入っていた」処方薬《しょほう》を送ってほしい旨《むね》の手紙を書き、それを友だちや貧しい隣人たち皆《みな》に与えて、服用させるのである。ところで、正しい適用法も効果のほどもろくに知らない薬を他人に与えたりするよりは、その貧しい隣人たちに、戸口の前から牛馬の糞《ふん》や堆肥《たいひ》の山を取り除《のぞ》いたり、開き窓やアーノット換気装置などをとりつけたり、小屋を清掃したり壁《かべ》に石灰塗《ぬ》りをしたりすることの大切さを説《と》き教え、そのための援助の手をさしのべるほうが良いので

(1)　甘汞 [calomel]　塩化第一水銀。薬用としては下剤に用いる。
(2)　青汞丸薬 [blue pill]　青汞水銀の丸薬で下剤に用いる。
(3)　コロシンス [colocynth]　コロシントラリの果実からとった薬で、下剤に用いる。
(4)　コルチカム [colchicum]　イヌサフランの種と球茎からとった薬で、痛風やリウマチに用いる。コルヒチン。

はなかろうか。これらは間違いなく益《えき》をもたらすが、無経験な人間の投薬《とうやく》は、何の益ももたらさない。

19 ホメオパシー[5]療法は素人《しろうと》女性の素人療法に根本的な改善をもたらした。というのは、その用《よう》薬《やく》法はまことに良くできており、かつその投薬《とうやく》には比較的害が少ないからである。その「丸《がん》薬《やく》」は、どうしても何か善行を施《ほどこ》して満足したいひとたちが必要とする一粒《ひとつぶ》の愚行《ぐこう》なのであろう。というわけで、どうしても他人に薬を与えたいという女性には、ホメオパシーの薬を与えさせるとよい。さしたる害とはならないであろう。

20 女性たちのほとんどに共通する誤《あやま》りは、人間誰《だれ》しも二十四時間に一度は便通《べんつう》が《あるべき》であって、そうでないときは、ただちに緩下剤《かんげざい》を服《の》むべきだと思い込んでいることである。しかし経験の教えるところはその逆《ぎゃく》なのである。

21 これらは医師に任《まか》せるべき問題であって、私はこれ以上立ち入ることを控《ひか》えよう。ただ、これだけは繰《く》り返しておこう。医師の指示をあおぎもしないで、自分と子供たちとに、あの無謀《むぼう》きわまる「緩下剤の連用」を続けることだけはやめてほしい。

22 まずたいていのばあい、食物を選ぶことによって腸は整《ととの》えられるものである。また女性は誰《だれ》でも、自分自身をよく観察していさえすれば、どの種《しゅ》の食物が整腸《せいちょう》に働くかわかるはずである。肉類の不足は野菜の不足と同様に便秘《べんぴ》をまねきやすい。パン店の白パンはこれらよりずっと便秘を起こしやすい。自家製の黒パンはほかのどんな食物より便秘によく効《き》く。

23 ほんとうに経験豊かで注意深い看護師は、自分にも他人にも投薬《とうやく》などはしない。そして、母親や家庭教師や看護師などの女性たちを、その健康にまつわる観察や経験について、折にふれて啓発《けいはつ》していくことこそ、素人《しろうと》療法を追放《ついほう》する手段となるのである。もし医師が、このことの意味を、すなわち看護師を医師に従うよう育てることの意味を理解しさえすれば、看護師は医師の仕事にとって妨害どころか助けとなろう。このような女性教育を行なえば、実際のところ、医師の仕事は減《へ》ってくるかもしれない。しかし、医師たちが、自分の仕事がもっと欲しくて病気の増加を望《のぞ》んでいるなどとは、誰《だれ》も本気で信じはしない。

病理学が教えることと観察が教えること

医学がなしうることと自然がなしうること

24 （2）女性たちはよく、自分には健康の法則は全然わからないし、子供たちの健康を守るにはどうすればよいかもわからない、なぜならば、自分は「病理学《びょうりがく》」も知らないし「解剖《かいぼう》」するわけにもいかないから、という。これはまさに救《すく》い難《がた》い思考の混乱である。病理学は病気がもたらした結果の異常を教えはするが、それ以上のことは何も教えはしない。健康の原理とは、病理学を陰画《いんが》だとすると陽画《ようが》であるといえるのであるが、この健康の原理については、われわれは観察と経験を通してのみしか知ることができない。すなわち、健康を保持し健康をとりもどす方法を教えてくれるのは、ただ観察と経験だけなのである。多くの人びとは内科的治療がすなわち病気を癒《いや》す過程であると思っているが、そうではない。内科的治療とは、外科的治療が手足や身体の器官を対象としていると同じに、身体の機能を対象とする外科的治療なのである。内科的治療も外科的治療も障害物を除去《じょきょ》すること以外には何もできない。どちらも病気を

（5）ホメオパシー［homeopathy］ Samuel Christian Friedrich Hahnemann（一七五五～一八四三）により初めて提唱された薬物治療法のひとつの形式で、以毒制毒療法。

癒《いや》すことはできない。癒すのは自然のみである。外科的治療は手足から治癒《ちゆ》を妨《さまた》げていた弾丸《だんがん》を取り除《のぞ》く。しかしその傷《きず》を癒すのは自然なのである。内科的治療についても同じことがいえる。ある器官の機能が障害されているとする。われわれの知っているかぎりでは、内科的治療は、自然がその障害を除去《じょきょ》することを助ける働きはするが、それ以上のことはしない。そしてこのどちらの場面においても看護がなすべきこと、それは自然が患者に働きかけるに最も良い状態に患者を置くことである。ところが一般にはこの正反対が行なわれている。人びとは、新鮮な空気や静けさや清潔などについて、それらは常識はずれで、おそらくは危険でかつ贅沢《ぜいたく》というものであって、そんな贅沢は、それが許されるときだけでよろしいと考え、内科的治療こそ《必要不可欠《ふかけつ》》にして万能《ばんのう》であると信じ込んでいるのである。このような思い誤《あやま》りを追放《ついほう》し、真の看護とは何であり、真の看護とは何でないか、をはっきりさせることに、私がすこしでもお役に立てるならば、私の目的はかなえられたことになるであろう。

25 さて、先に述べた警告のほうに移《うつ》ろう。——

何が良い看護師を育てないか

(3) 男性たちの間にも、また女性たち自身の間にも、こんな考え方がまかり通《とお》っているらしい。つまり、女性に良い看護師になろうと決心させる条件は簡単なことで、失恋《しつれん》か、失意《しつい》か、厭世《えんせい》か、あるいはほかに何の能《のう》もないか、どれかひとつで充分だ、というものである。

26 これは、ある教区《きょうく》でのある話を思い出させる。ある愚鈍《ぐどん》な老人を小学校の教員にすることにしたが、その理由がなんと、彼はもう「豚を飼《か》えなくなった」から、というのであった。

27 こんなことで良い看護師になれるというのであれば、その論法《ろんぽう》を良い召使《めしつか》いのばあいに当てはめてみるとよい。そんな論法《ろんぽう》の成《な》り立たないことがわかるであろう。

28 にもかかわらず、近ごろの流行の小説家たちは、恋に破れた貴婦人《レディ》たちや、家をとび出したばかりの貴婦人たちが、野戦《やせん》病院に駆《か》けつけて身を投《とう》じ、負傷《ふしょう》軍人の新しい恋人を見つけ、恋人を見つけるやいなや、案《あん》にたがわず病棟を放《ほう》りだして恋人のもとに走る、といった話をこしらえて書く。しかもこれら小説家のものの見方によれば、こんなことをしでかした貴婦人たちには何の罪科《つみとが》もなく、それどころか、これぞ看護のヒロインだというのである。

29 博愛《はくあい》の精神に満《み》ち溢《あふ》れた男や女たちが、自分たちの知るよしもない仕事のことをすっかり知っていると信じ込み、とんでもない過《あやま》ちを犯《おか》すことがある。

30 ひとつの病院はもちろんのこと、ひとつの大きな病棟《びょうとう》であっても、その毎日の管理ということは——それはとりもなおさず、人間の生と死とについての法則と、病棟の健康についての法則を知ることであるが（そしてその病棟が健康的であるかどうかは、そこに働く看護師がそれらの法則をわきまえているか否《いな》かによってほぼ決《き》まってしまう）——たいへんに重要でまた難《むずか》しいことであり、また経験と細心《さいしん》の探究とによる学習がなければ身につけられない技術［art］であって、それは他の学問技術におけるとまったく同じことなのである。それは、恋に破れた貴婦人や、生活に追われて救貧院《きゅうひんいん》の下働《したばたら》きをしている女性などが、突然にひらめきを受けて身につけられるような、そんな技術ではけっしてない。

31 そして、そんなお粗末《そまつ》でばかげた考えが、結果として病人にもたらす害を思うと、空《そら》恐ろしいほどである。

32 この点に関しては（どういうわけか）ローマ・カトリック教の国々では、少なくとも理論のうえでは、著述家《ちょじゅつか》たちも実践家たちも、われわれよりはるかに先を行っている。それらの国の人びとは、世のために活動している慈善《じぜん》看護団の院長や修道女《しゅうどうじょ》が、そんなお粗末《そまつ》な動機で入団したなどとは想像もしないし、また多くの修道院長は、「使命感」の薄《うす》い女性や献身《けんしん》の理由のあいまいな女性の《志願者》たちを拒絶《きょぜつ》してきている。

33 《私たち》のばあい、〔修道会のように〕「誓《ちか》い」を立ててこの道に入ったりはしない。これは事実である。私たちがこうしてひとつの技術を学んでいる本当の気持ちは、とくに人びとの役に立つ仕事の技術を学んでいる真の気持ちは、たんなる厭世《えんせい》や失恋《しつれん》などと、まったく別ものであると自覚するために、あえて「誓《ちか》い」を立てる必要があるというのであろうか？　私たちは、私たちの持っている愛（看護もその愛のひとつである）を、そんな低い次元《じげん》のものと見なしているのであろうか？　ポール・ロワイヤルのアンジェリク修道院長《しゅうどういん》[6]や、われらのフライ夫人[7]だったら、これについてどう言われたであろうか。

現代における二つのたわごと

34 こころから、諸姉《しょし》にお願いしたい。いまや世間に広く流行している二つのたわごとに惑《まど》わされないでほしい。（どちらも同じ程度にたわごとなのである。）そのひとつは「女性の権利」についてのたわごとであって、すべての男性のする仕事は――医療その他の専門職業も含めて――女性にもさせよというものであり、しかもその理由たるや、たんに男性がそれをしているからというだけのものであり、また、はたして女性にそれができることが最も望ましいかどうかは考えてみもしない、というものなのである。もうひとつのたわごとは、女性には男性のすることはいっさいさせてはならないというものであり、その理由たるや、彼女たちは女性ではないか、女性には「女性としての務《つと》めの意識を呼び覚《さ》まさせ」なければならない、「これは女性の仕事」であり「あれは男性の仕事」であって、世の中には「女性がしてはならない仕事」があるのだ、というものなのであるが、こんな主張にもまったく何の根拠《こんきょ》もない。女性はこれらのどちらの声にも耳を貸すことなく、たとえ自分の持つ能力がどのようなものであれ、自分の仕事において、神の御心《みこころ》によるその仕事において、その能力のまさに最善を尽《つ》すべきである。これら二つのたわごとについて、まったく同様に言えることであるが、いったい何のために、「人びとが何と言うだろうか?」とか、世間の思惑《おもわく》だとか、「外《そと》からの声」だとかに、耳をそばだてていなければならないのであろうか。ある賢人《けんじん》がいみじくも言ったように、外からの声に従ったひとで、優《すぐ》れたこと有用なことを成《な》し遂《と》げたひとは、いまだかつて誰《だれ》もいないのである。[35]

あなたは、自分がした何か良い仕事について、「女性にしては、おみごとです」などと言われることを望んでいないであろうし、また自分の仕事について「よくやったけれども、やるべきではなかった。なぜなら、それは女性に適《ふさ》わしい仕事ではないから」などと言われるからといって、良い仕事をすることにためらいを覚《おぼ》えたりすることもないであろう。そうではなく、

---

(6) ポール・ロワイヤル(パリ市)のアンジェリク修道院長〔Mère Angélique of Port Royal〕 Angélique Arnauld(一五九一〜一六六一)

(7) フライ夫人〔Mrs. Fry〕 Elizabeth Gurney Fry(一七八〇〜一八四五)。一八四〇年、フリードナー夫妻の示唆をうけてイギリス最初の看護教育を手がけた。

あなたは、「女性に適《ふさ》わしく」あろうとなかろうと、とにかく良い仕事をしたいと願っているのである。

36 女性の身でありながらそれができたと注目を浴びたところで、その仕事が優《すぐ》れたものになるわけでもない。それと同じく、男性がやればよかったという仕事を女性がしたからといって、その仕事の価値が下がるわけでもない。

37 どうか、あなた方は、これらたわごとには耳を貸さず、心をこめて、誠実に、神の仕事へとまっすぐに自分の道を進んでほしい。

十五、補　章　Supplementary Chapter

1　看護師とは何か

1　この本は、看護という仕事が持つ詩的《してき》な趣《おもむ》きをすべてとり去ってしまい、およそ人間の仕事のうちでも最も無味乾燥《むみかんそう》でつまらないものにしてしまった、と人びとは言うであろう。わが愛する姉妹よ、教育の仕事はおそらく例外であろうが、この世の中に看護ほど無味乾燥どころかその正反対のもの、すなわち、自分自身はけっして感じたことのない他人の感情のただなかへ自己を投入する能力を、これほど必要とする仕事はほかに存在しないのである。――そして、もしあなたがこの能力を全然持っていないのであれば、あなたは看護から身を退《ひ》いたほうがよいであろう。看護師のまさに基本は、患者が何を感じているかを、患者に辛《つら》い思いをさせて言わせることなく、患者の表情に現われるあらゆる変化から読みとることができることなのである。ところで多くの看護師は、もし受持ち患者が〔病人ではなくて〕高価な家具であったり病気の牛《うし》であったとしたら、はたして、いま自分のしているのとは違った世話の仕方をするであろうか？　私にはわからない。それにしても、看護師はたんなる昇降機《エレベーター》やほうき以上の何ものかでなければならない。患者は、きれいに手入れして壁《かべ》につけて並べ、傷《きず》がついたり破損したりしないように心を配《くば》る、そんな家具とは違うのである。――もっとも、多くの看護師が現《げん》にしていることやしていないことから判断すると、患者はまるで家具みたいなものだと言いたくなるかもしれないが……。しかし一方、赤ん坊を世話している優秀で古風《こふう》な産婦付き看護師をじっと見つめてみてほしい。彼女はその赤ん坊が「いう」ことのすべてを、そしてほかの誰《だれ》にもわからないことを、自分だけは理解しているという確信を持っているばかりでなく、赤ん坊のほうもほかの誰かがいうことはわからなくても、自分のいうことはすべてわかってくれている、とかたく信じている。

2 ところで看護師は、これと同じように、患者の顔に現われるあらゆる変化、姿勢や態度のあらゆる変化、声の変化のすべてについて、その意味を理解《すべき》なのである。また看護師は、これらのことについて、自分ほどよく理解している者はほかにはいないと確信が持てるようになるまで、これらについて探《さぐ》るべきなのである。間違いを犯《おか》すこともあろうが、《そうしている間に》彼女は良い看護師に育っていくのである。一方、患者の表情や様子《ようす》を何ひとつ観察しようとしない看護師や、また何か変化がありはしないかと思いもしないような看護師は、まるでこわれやすい陶磁器《とうじき》の管理をしているようなもので、何も得られない道を歩みつづけ、けっして看護師にはなれないであろう。

見つめられていると思わせるのは、良い看護ではない

3 「患者は見つめられるのを嫌《きら》う」というのは、不注意な看護師の誰《だれ》もがいう言い訳《わけ》である。そのこと自体は、まったく正しい。病人は誰《だれ》でも、そして子供たちもみんな「見つめられるの

はいや」なのである。しかし、自分が看護している子供や患者のことを本当によく知り、また理解している看護師を見つけ出して、彼女の患者たちが「自分は見つめられてきた」と感じているかどうかを調べてみてほしい。ほんとうに注意深い看護師が、彼女が知っていなければならないこまごまとしたことを知るのは、じろじろと患者を見つめることによってではない。私の知っている最も優《すぐ》れた観察者、彼は精神病者たちとかかわって成《な》し遂《と》げた仕事によってヨーロッパじゅうから感謝をあつめている男性であるが、彼は一見したところただぼんやりとしているように見える。彼は半《なか》ば眼を閉《と》じて椅子《いす》にもたれているだけである。そして、そうしている間にすべてを見、すべてを聞き、すべてを観察する。そして人びとは、二十年も生活を共にしてきた人たちよりも彼のほうが、自分についてよく知っている、と感じるのである。精神病者たちに及ぼした驚くべき影響力を彼にもたらしたものは、この優《すぐ》れた観察能力と、観察した現象に含《ふく》まれている意味を理解する能力とにほかならない、と私は信じている。

経験とは何か

4　人びとはよく、十年とか十五年とか病人の世話をしてきた看護師のことを「経験を積《つ》んだ看護師」であるという。しかし経験というものをもたらすのは観察だけなのである。観察をしない女性が、五十年あるいは六十年病人のそばで過ごしたとしても、けっして賢《かしこ》い人間にはならないであろう。

5　それどころか、経験という言葉は、時として、正反対の方向を意味することがある。「前任者の過《あやま》ちをそのまま実行している男」がしばしば「実地に慣《な》れた男」であるといわれる。また往々にして「前任者の過《あやま》ち」を繰《く》り返している女性が経験を積《つ》んだ看護師と呼ばれたりする。

ある患者の友人たちは、その患者が発病したときの下宿《げしゅく》を、彼が病気になった、まさにその理由をあげて他人に勧《すす》めたということである。またある看護師が、彼女の前任者が自分自身の健康も受持ち患者の健康も破壊させることになった、それとまったく同じことをする理由として「前の人もずっとそうしていたからです」と言い通《とお》したことがある。また、そこに住んでいた人が全部死に絶《た》えてしまって空家《あきや》になったからという理由で、その家を手に入れたりする人もいる。こういう人びとにとっては、どのような経験も教訓とは《なりえない》であろう。つまり彼らは、自分や他人が行なうことの実際的な結果を見ることも理解することもできない人たちなのである。とにかく、Ａがそれをしたということは、Ｂもそれをして良いという正当な理由には《ならない》。Ａのしたことの結果が良いと判明したというのであれば、それは正当な理由になるであろう。

6　看護師であると自称《じしょう》している多くの女性たちについて最も驚《おどろ》かされることは、彼女たちが看護師教育のＡＢＣを勉強してきていないことである。看護師が学ぶべきＡは、病気の人間とはどういう存在であるかを知ることである。Ｂは、病気の人間に対してどのように行動すべきかを知ることである。Ｃは、自分の患者は病気の人間であって動物ではないとわきまえることである。

看護師は自分の仕事に使命感を持つべきである

7　何かに対して《使命《しめい》》を感じるとはどういうことであろうか？　それは何が《正しく》何が《最善》であるかという、あなた自身が持っている高い理念《りねん》を達成させるために自分の仕事をすることであり、もしその仕事をしないでいたら「指摘される」からするというのではない、ということではなかろうか。これが「熱意」というものであり、自分の「使命」を全《まっと》うするためには、およそ靴職人から彫刻家にいたるまで、誰《だれ》もが持っていなければならないものなのである。さて看護師は、靴でもなく、鑿《のみ》や大理石でもなく、人間を対象に仕事をしなければならない。看護師は、自分自身の理念《りねん》の満足を求めて病人の世話をするのでないかぎり、ほかからのどんな《指示命令》によっても、熱意を持って看護することはできないであろう。

8　このような「使命感」を持つ看護師は、自分自身の理念を満足させることと患者に対する関心とに支《ささ》えられて、患者の脈《みゃく》の状態を検《しら》べるであろう。だからこそ、それを患者を煩《わずら》わすことなく上手《じょうず》にできるのである。また彼女は、指示があろうがなかろうが、排泄《はいせつ》物の状態をきちんと観察しているであろう。それどころか排泄物の外見《がいけん》を見たとき、ちょっとした色の変化があるだけで、彼女の鋭《するど》い観察眼は、排泄のたびに便器《べんき》が空《あ》けられていなかった事実をも見破《みやぶ》ってしまうであろう。

9　同じようにして彼女は、皮膚の状態を観察し、乾燥《かんそう》しているか、発汗《はっかん》しているか、それは食事や薬剤や刺激物などの影響かどうか、などを観察しているであろう。ついでながら、医師が往診《おうしん》に行ったさいに、患者が食事をしたばかりであるとか、ブランデーを飲んだばかりであるとかの報告がないばかりに、患者の状態を見誤《あやま》ってしまうことが驚くほど多い。看護師は皮膚の発赤《ほっせき》や痛みには細心《さいしん》の注意を払って、常に褥瘡《じょくそう》を警戒するであろう。患者の衰弱《すいじゃく》がすすんでいるのを、彼女が知らないでいるはずがない。看護師は熱病《ねつびょう》の発疹《ほっしん》と麻疹《はしか》の発疹との区別、およびそれらの病気の前駆《ぜんく》症状にも精通《せいつう》しているであろう。問題の発生を示す身体《からだ》の震《ふる》えについても知っており、それが意識不明患者の排尿《はいにょう》の徴候《ちょうこう》であるのか、それとも発熱に先だって起こる震えなのかも識別《しきべつ》するであろう。また患者の体温の変化を観察し、変化が周期的であるかどうかをもとらえるであろうし、また患者を暖めたり冷やしたりするにも、患者をたんなる一塊《いっかい》の無機物《むきぶつ》のように扱《あつか》ったりはしないであろう。

使命感を持っている看護師

10 そういう「使命感」を持つ看護師は、自分の受持ち患者用に手渡《わた》された薬びんを全部調べ、においをかぎ、気になれば舌《した》で味も検《しら》べる。九九九回までは間違いはないであろうが、ちょうど千回目に、看護師のこの方法によって重大な間違いが発見される可能性もある。しかし、もし看護師が自分自身の理念《りねん》を満足させるために行なうのでなければ、どんなに指示命令してやらせようとしても、それは無駄《むだ》である。なぜならば、そのような看護師はたぶん、いかなる目的のためにも、自分の嗅覚《きゅうかく》や味覚を働かせたりしないからである。

使命感を持っていない看護師

11 「使命感」を持たない看護師は、自分の受持ち患者の〝呼び鈴《りん》〟の音と別の患者のそれとを聞き分けられるようになど絶対にならないであろう。

12 彼女は、衰弱《すいじゃく》した患者のために湯割《ゆわ》りブランデーを持ってくるように指示されたときに、週刊『パンチ』を出したりする(1)（実例）。あるいは彼女は、その指示された気付《きつ》け薬を持ってくるのを、三時のお茶の時間まで遅《おく》らせたりする（実例）。

13 こんな看護師のもとでは、患者はけっして熱い飲み物を飲むことができない。彼女は、患者のお茶をついでから、おもむろに食料品室へバターをとりに出かけ、それからトーストを忘れていたことに気がついて、台所へトーストを焼きに出かけ、またそれからポットにお湯を入れて、そしてようやく患者のもとへお茶を持っていくのである。

14 こんな看護師の眼には、自分の患者が目覚《めざ》めているのか眠っているのか、その見分けさえつかない。そして、「何かして欲《ほ》しいことはありませんか」と尋《たず》ねるために眠っている患者を起こしたり、せっかく患者が《起きて》いるというのに、何の世話もしないで放《ほう》っておいたりする。

15 夜、患者が熱を出しているときに、病室をオーブンのように暑くするかと思うと、明け方、患者が冷《ひ》えこんでいるときに〔暖炉の〕火を消してしまったりする。

16 こんな看護師には、眼も耳も手も備《そな》わっていないようである。

17 彼女は、物に触《さわ》れば必ず、大きな音をたてたり、ひっくりかえしたりする。

18 ドアをきちんと閉《し》めずに、ただ後《うし》ろ手に引っ張《ぱ》るだけだから、ドアはまたぱっと開いてしまう。

19 塗《ぬ》り薬を擦《す》りこめば必ず皮膚を傷《きず》つけ、そのために、患者生活を送っている間じゅう傷《きず》が治《なお》りきらないような患者があまりにも多い。

20 片方の手にカップをのせた受け皿をつかみながら、もう片方の手で暖炉《だんろ》の火をかきたてる。両方とも、もちろん「失敗」してしまう。あるいは、片手でお盆《ぼん》を運び、もう片方の手で石炭

（1） 湯割りブランデー〔hot brandy-and-water〕 ブランデーを湯で割ったもので、通称パンチ（punch）と呼ばれ、気つけ薬としても用いる。週刊「パンチ」（the weekly "Punch"）は一八四一年創刊の有名な英国のこっけい絵入り週刊雑誌。なお"hot"には「熱い」という意味のほかに「発刊されたばかりの」という意味もある。

入れを持つ。もちろんどちらも中身《なかみ》がこぼれてしまう。おまけにこぼれたものを拾《ひろ》おうとしてかがみ込んで、自分の頭で床頭台《しょうとうだい》を患者のほうへ倒《たお》してしまう（実例）。

21 卓台《テーブル》は物を置くためにあり、ベッドは患者が寝るためにある。

22 しかし、そんな看護師は、重い花瓶《かびん》や大きな書物など、あるいは床《ゆか》にころがり落ちて汚《よご》れた当《あ》て枕《まくら》などを、ベッドの上に置いたりする。

23 しかもこういうことを、かの酔《よ》いどれギャンプ夫人(2)のような連中がするのではなく、お屋敷《やしき》に雇《やと》われて週にギニー単位(3)の高給を受けている、きちんとした女性たちがしているのである。

24 にもかかわらず、かつて《誰《だれ》も》、医師でさえも「献身的《けんしんてき》で従順」という以外に、看護師はどうあるべきかについての定義を提示したことがない。

男性が下している看護師の定義

25 この献身的《けんしんてき》で従順という定義は、運搬《うんぱん》人夫にぴったりとあてはまる。馬に対してさえもあてはまろう。しかし警察官にはあてはまらないであろう。他人のために捧《ささ》げるものは、知恵も眼も耳も手も、何にも持たない女性がどんなに多いか考えてみるとよい。なるほど彼女たちは、患者のそばで一晩じゅう寝ないで起きている。しかし、彼女たちがそうして付き添《そ》っていることは、患者にとって何の役にも立たないばかりか、彼女たちの観察が医師の役に立つということもない。

26 看護師が患者の死に気づく以前に、すでに彼は冷《つめ》たくなっていたという事例が何例もある。それも、看護師が眠りこけていたわけではない。患者は気持ちよく眠っていると看護師は思っていたが、実は患者は意識を失っていたというばあいも多いが、もっと多いのは、患者が自分は死にそうだと訴《うった》えでもしないかぎり、看護師は患者が死につつあることに気がつかない、といった例なのである。

27 しかし、医師への従順《じゅうじゅん》は必ずしも絶対に必要ではないと、女性に思わせてはならない。私が言いたいことは、医師も看護師も、《知性的な》従順ということに重点をおいていない、すなわち、《ただ》従順なだけではきわめて不充分であるという事実を重視していない、ということなのである。

28 私はこんな例を知っている。ある従順な看護師は、ある重症の患者について、いつもは十時に行なうと定《さだ》められていたある世話を、その日は中止して患者の安静を妨《さまた》げないようにとの指示を受けたが、何とその一晩じゅう患者を暗闇のなかに放置したのである。そして彼女は、いつもの終夜灯《しゅうやとう》を病室に運ばなかったのは、この安静の指示があったからだと言い張ったのである。

29 このように、ただ従順なだけの看護師の手にかかると、濃霧《のうむ》や大雨《おおあめ》のなかでも患者の部屋の窓は開け放しのままであったり、また患者が気を失いかけているときに閉《し》め切られていたりする、というような経験は誰《だれ》もがしてきている。

30 こういう看護師たちにとって暖炉《だんろ》の火とは、溶鉱炉《ようこうろ》のように燃《も》やすか、全然火を入れないか

（2）ギャンプ夫人［Mrs. Gamps］ Dickens の小説 “Martin Chuzzlewit” に出てくる酒呑みでたいへんだらしない看護師。

（3）ギニー単位［guinea］ 英国の貨幣単位のひとつ。とくに医師や弁護士などへの謝礼のときに用いられる。

のどちらかで、ほどほどということはないように思われる。そこで人びとは、この国の変わりやすい気候のなかにあって、一年を二面に分けてその時どきに、「火をとめよ」「火を入れよ」(4)と、まるで志願狙撃兵《そげきへい》に命令するかのごとくに、彼女たちに指示するよりほかに仕方がないということになる。このように看護師たちが《とろ火》を焚《た》いてくれることなど、あてにはできない。ところが、この英国においては、戸外《こがい》の空気が室内の空気よりもはるかに暑いときを除《のぞ》いて、たとえ換気を促進させる目的だけのばあいであっても、患者にとって少しは火の気《け》があるほうが良いのである。しかし駄目《だめ》である。彼女たちの手にかかると、それは不可能となる。

女性が下している看護師の定義

31 重《かさ》ねて言うが、世の女主人たちはふつう、良い看護師を定義して「まじめ、正直、貞節《ていせつ》」といっている。しかしこれは、ほかのどんな種類の女性の職業にあてはめても、定義として不充分ではないだろうか？ あなた方は、自分の料理人や家政婦に対してさえも、これ以上のことを要求するのではないだろうか？

32 英国においては、女性が観察能力を働かせることがいかに少ないか、また「まじめ」で「親切」な女性は誰《だれ》でも看護師として役に立つという印象がいかに根強《ねづよ》いかを、よくよく考えてみるとき、非常に重要なこととして浮かび上がってくることは、すべての看護師にいわゆる臨床指導を実施すべきだということ、それも臨床指導が可能な唯一《ゆいいつ》の場である病院においてそれを行なうべきだということである。

看護師の職務の基本的要素

33 臨床指導の本領《ほんりょう》は、看護師につぎのような観察ができるようにするところにある。すなわち、——脈拍《みゃくはく》の状態。——食事の影響。——睡眠の状態、つまり睡眠が妨《さまた》げられなかったかどうか、致命的《ちめいてき》疾患によく見られるがベッドにいて急に身を起こすようなことがなかったかどうか、いびきをともなう重《おも》苦しくすっきりしない睡《ねむ》りではなかったかどうか、掛布団《かけぶとん》が動きつづけているようなことはなかったかどうか。——喀痰《たん》の状態、つまり肺炎における錆《さび》色の喀痰、肋膜《ろくまく》炎における泡の入った喀痰、気管支炎におけるねばねばした粘液《ねんえき》、肺病にしばしば見られる血の筋《すじ》の入った密度の濃い大量の喀痰、さらに喀痰を排出する際の咳嗽《せき》の性質。——排泄《はいせつ》物の状態（看護師のうち十人に九人まではこのことについて何も知らない）、つまり便秘《べんぴ》がちかそれともゆるめか、便《べん》の色、下痢《げり》と便秘が二～三日ずつ交互《こうご》にくるようなことはないか、尿《にょう》の色が濃いか薄いか、尿量は多いかそれとも不足か、濁《にご》っているか透明《とうめい》か、尿の色が便秘のときには濃く下痢のときには薄いかどうか、便に血液が見られるかどうか、子供ならば寄生虫《きせいちゅう》は見られないかどうか、などである。大部分の看護師は、以上のすべての事柄を観察するのが自分たちの職務であると考えているようには思われない。

34

　呼吸の様子《ようす》はどうか、患者が最も楽に呼吸できる体位《たいい》はどれか、これらも看護師が必ず観察すべき今ひとつのことである。心臓病患者では、患者が「偶然《ぐうぜん》」に呼吸できないような体位に陥《おちい》ってしまったがために生命が失われ、また、「偶然に」体位を変えたがために生命が保持《ほじ》される、ということがよく起こる。ところで、患者が呼吸可能になったのは看護師が用いた方法によってではなく、ある「偶然《ぐうぜん》」によってであると言わなければならないとは、何ということ

（4）「火をとめよ」「火を入れよ」〔“Now no fire”, “Now fire”.〕狙撃兵に号令をかけるときも同じ言葉を用いて「撃ち方やめ」「撃て」という意味になる。

であろうか。

35 看護師にとって必須《ひっす》のもうひとつの職務は、薬物《やくぶつ》の作用の観察である。たとえばキニーネの作用などである。キニーネの影響としては、喉《のど》の痛み、難聴《なんちょう》、頭が締《し》めつけられる感じ、などがよく知られている。しかしキニーネによってよく起こる物忘《ものわす》れについては、非常に観察力の鋭《するど》い看護師以外にあまり知っている人はいない。実際のところ看護師は、患者が物忘れをしたことを覚《おぼ》えているだけの記憶力も持っていないことが多い。

36 良い看護師は、患者に向かって、どう感じているか、どうして欲しいか、といった質問などめったにしない。しかしながら彼女は、自分であろうと他の看護師であろうと、細心《さいしん》の観察と観察したことの検討を抜《ぬ》きにして患者が感じていることや欲《ほっ》していることが理解できて当然だ、などとはけっして思っていない。

37 ところで、いったいなぜ、看護師は自分の受持ち患者に対して、たとえば「コーヒーをお持ちしましょうか?」とか、「スープは?」とか、その他それに類《るい》したことを、毎日その時間がくれば患者のもとへ持っていっておりながら、その度《たび》に尋《たず》ねたりするのであろうか。それは患者に口を利《き》かせるためだ、と思う人もあろう。ところが、患者が最も望《のぞ》んでいることは、そんなことについて口を利《き》くよう強《し》いられたくないということなのである。

「看護師が部屋に入ってくるのが恐ろしい」

38 《教養のある》階級の)病人は誰《だれ》も、自分の看護師に関して、〔必要なとき以外は〕なるべく部屋の外に出ていてほしいという願望以外は何も持っていない。これは《いま現《げん》に》どんな看護がなされているかを物語るに充分な証拠である。というのは、看護は、ほかの実践的な仕事と同じく、常に、実践者が《こうあるべき》と思っていることの結果であるからである。ある患者は、看護師を呼べなかったら困るであろうと友人たちに心配されて、「もし私が重症になっても、私がなすべき最後のことは、看護師を部屋に呼び入れることではないだろう。すくなくとも私が正気《しょうき》の間はね」と言うのである。

39　現在のところ、看護とはそのようなものなのである。教養ある人びとの間では、看護師が部屋に入ってくる恐怖に比《くら》べれば、ひとりで死んでいく恐怖はその半分でもないのである。

病床でしかできない観察

40　もし看護師が観察について教育を受けていれば、看護師に可能な観察事項は、生理学的にもまた実践的にもきわめて重要なものがたくさんある。そして、まさにそういう観察は、看護師あるいは常時病人のそばにいる人でなければできない。

41　それら観察事項についてはわずかしか知られていないし、私が語《かた》ろうにも、自分自身の経験以外のことは語ることはできないので、はなはだ気後《きおく》れがするが、それらについて提示してみよう。

42　たとえば以下のことである。

43　速脈《そくみゃく》の患者と徐脈《じょみゃく》の患者とでは、時間についての認識のあり方が違う。

44　デュガルド・スチュアート(5)、その他の形而上《けいじじょう》学者たちは、われわれがどのようにして各自の時間についての認識を形成するかを推測している。

---

(5) デュガルド・スチュアート［Dugald Stewart］（一七五三～一八二八）。スコットランドの哲学者。

45 推測はまったく入れないで私の経験からいえば、ある男が自分の頭を水のなかに突《つ》っ込んだとき、何秒かの時間が何年にも感じられたというアラビアの寓話《ぐうわ》は、速脈《そくみゃく》の人間にとってはまさに実感できる。

46 看護師が時間を十分違《たが》えることは、このような速脈の患者にとっては、数時間もの打撃を与えられた感じになる。

47 これと反対に、脈拍《みゃくはく》の弱くて遅《おそ》い患者にとっては、時間の経過はほとんど気にならない。

48 さらにまた、病気の種類によって臨終《りんじゅう》のときの身体的な状況が違うということも、ほとんど観察されていない。肺病《はいびょう》で死ぬ患者はたいていのばあい、清純な喜びと安らぎのうちに死んでいく。その顔つきはほとんど歓喜《かんき》を現わしている。それに対してコレラや腹膜炎《ふくまくえん》などで死亡する患者は、絶望に至《いた》るといった状態で亡《な》くなることが多い。その顔つきは恐怖を現わしている。

49 赤痢《せきり》や下痢《げり》、腸チフスのばあいは、患者は往々《おうおう》にして外界《がいかい》に対して無関心な状態で死んでゆく。

50 さらにまた、事例によっては、肺病《はいびょう》や腹膜炎《ふくまくえん》であっても、ほとんど恍惚《こうこつ》状態と意気消沈《しょうちん》とが交互《こうご》に現われることがある。「聖者」たちの生涯や宗教関係の伝記では、そうした臨終《りんじゅう》の様子が真に迫《せま》って描《えが》かれていることが多い。ところが、そうした伝記などによると、そのとき患者も家族も友人たちも、それがおそらくはたんなる身体的な状態に過ぎないことなど考えも及《およ》ばず、歓喜《かんき》の状態をとりもどそうと愚《おろ》かな努力をするのである。そして歓喜の状態がもどってこ

ないと、患者も家族も友人たちも、それは「神の遺棄《いき》」ないし「本人の堕落《だらく》」のしるしである
と考えるらしい。

51 すべてこうした事例において家族や友人たちは、きわめて不当にも、身体上に表現されたものから、その病人の精神的な状態を判断しようとする傾向にある。

52 さらにまた、英国では、医学者によるものは別として、人間の気質《きしつ》の問題が何か実践的な目的のために研究されるということがほとんどない。そこで、ある患者たちは、その苦痛を、実際よりはずっと軽いと見なされ、またある患者たちはずっと重いと見なされる、ということになる。つま先が冷《つめ》たいといって病院じゅうの人間をたたき起こしたあるケルト人(6)を、私は知っている。一方、もしアングロ・サクソン人(7)が背中が冷たいと訴えたばあい、彼はだいたい二十四時間以内には死ぬ。アングロ・サクソン人の男性は口に出す二倍の痛みを感じており、アングロ・サクソン人の女性はそれが三倍である。ケルト人の男性は口に出す痛みの半分、そしてケルト人の女性は十分の一を感じている、と思ってよい。

53 さらにまた、生命力ないし消化力とつり合いのとれない、強い神経の力を生み出す多くの種類の疾病《しっぺい》事例があり、これが非常に人を迷わせる。これと逆《ぎゃく》のばあい、患者は生命力が消耗《しょうもう》してくると頭脳の力も生《う》み出せなくなる。そして、このばあい患者は、よく眠《ねむ》りまた食べる。そ

(6) ケルト人〔Celt〕 インド・ヨーロッパ語族の一部族で、BC五～一世紀にかけてヨーロッパの中央部と西部とで栄えた。現在ではスコットランド人、アイルランド人などをさす。
(7) アングロ・サクソン人〔Anglo-Saxon〕 ノルマン人の征服以前からブリテン島に住んでいた民族。現在では主としてイギリス人をさす。また英語を話す国民をさすこともある。

して生命は助かる。しかし前者のばあいは、眠《ねむ》ったり食べたりする力が尽《つ》きてから後《のち》もずっと考える力は続くので、患者自身も周囲の者も、彼がどんなに悪い状態にあるのかがわからない。彼は、生命力が尽《つ》きはてて、それで死ぬ。

54　これらは、いろいろな種類があるうちの二つの例にすぎない。

55　さらにまた、ある種またはある状態の精神錯乱《さくらん》は、夢を見ている状態とよく間違えられる。さらに、その逆《ぎゃく》の間違いもある。ほとんどの夢は、はるかな昔に向けられるものである。死の前のごく穏《おだ》やかな精神錯乱も、やはりはるかな昔に向かう。私は、死の直前に（まるで無邪気《むじゃき》な子供のように）自分の母親の花壇のことを話した大犯罪者を何人か知っている。そしてそれは「神の恩寵《おんちょう》」のしるしであると思われてきた。

56　阿片《あへん》によって生じる精神錯乱《さくらん》および幻覚《げんかく》は、一般には現在の事柄に向かったものである。患者は、つい最近経験したことや、あるいはいま経験したばかりの（あるいは現《げん》に起こりつつある）ことを、自分自身の想像の世界につくり出すのである。

57　かつて私は、マクベス夫人[8]に扮《ふん》した名女優の舞台を見に連《つ》れて行かれたことがあったが、私がそれまでにしばしば目撃してきた臨終《りんじゅう》の状態そのままが、その舞台に再現されたように思われた。そのとおりを私は見たことがあるのだが、死の直前、ある患者はベッドから出て、はるか昔のある情景を、あたかも眠りのなかで歩いているかのごとく、弱々《よわよわ》しく再現したのである。

58　このほかにも、身体を観察することによって形而上《けいじじょう》学的な疑問がたぶん解決されるであろうと考えられることが多くある。しかしそのための資料を集めるには、広く世の人びとの正確な経験が必要である。

59 以上、私はほんの二、三を提示するにとどめた。

2 回復期

病気についてのヒントは回復期患者には通用しない

60 病気についてのヒントの多く、というよりほとんど全部は、回復期には役に立たない。たとえば食物に対する《患者の》嗜好《しこう》は従うに価値のある指標《しひょう》であることが多いが、《回復期患者の》それは逆《ぎゃく》であることが多い。

61 看護師は誰《だれ》も、何が回復期に向かいつつある徴候《ちょうこう》であるかを確認するよう努力しなければならない。どんな病気でも、その回復への徴候は基本的には同じであるが、病気の性質や部位《ぶい》によって違いが出てくるのは、もちろんである。

病相期と回復期との違い

62 病気の間は、生体の機能は破壊されたものの残骸《ざんがい》や有害物を除去《じょきょ》することに集中する。回復期には、それが破壊の修復《しゅうふく》に集中することになる。生命力が解《と》き放《はな》たれるやいなや、健康へ向かってのいわば跳躍《ちょうやく》のような活動が、あるばあいにはある系統の器官《きかん》で、またあるばあいには

---

(8) マクベス夫人 [Lady Macbeth] シェークスピア「マクベス」の登場人物。マクベス王の妻で、シェークスピアの創造した悲劇的女性像のひとり。

外科患者は病気であるはずがない

別の系統の器官で、というように不規則に動き出す。これは二箇所《かしょ》以上に骨折がある外科的損傷《そんしょう》の事例でとくに顕著《けんちょ》である。患者は、まず第一の骨折のところで、ついで第二の骨折のところで、何人かの小人《こびと》の大工《だいく》が小さなハンマーで仕事をしているような感じをはっきり抱《いだ》き、両方の骨折のところで同時にその感じが起きることはけっしてない。ここで覚《おぼ》えておいてほしいこと、それは、外傷《がいしょう》による外科患者は、その不意の事故から回復に向かっている期間は、完全に健康で《あろう》し、かつ健康であって当然であり、もし彼が健康でないとしたら、それは外傷《けが》のせいではなく、ほかに何らかの落ち度があるせいである、ということである。

回復期には節度が必要

63

病相期《びょうそうき》が終わってまさに回復期が始まると、患者はいろいろなことを切望《せつぼう》するものであるが、とくにいろいろな食物に対する切望が多い。そしてその切望を軽率《けいそつ》に満《み》たしてしまうと、猛烈な反動が起こって、再発につながることさえある。消化機能がその力を回復しはじめる。すると、その目立った徴候《ちょうこう》が、胃の消化できる限度を量的あるいは質的（ないしは両方）に超《こ》えた食欲亢進《こうしん》となって出てくる。看護師の役割としては、この問題がもたらす危険を防《ふせ》ぐために、最大限の注意を払う必要がある。もちろん必要な食物および養生《ようじょう》法についての最良の判断を下《くだ》すのは医師である。しかし、回復期には医師は毎日患者のそばにいるとはかぎらず、多くのばあいは一週間に一回ないし二回訪《おとず》れるくらいである。だから看護師は、患者の生命にとって最も重要なこの一時期を、ほとんどその一身《いっしん》に任《まか》されているわけで、彼女は医師であり、かつまた看護師でもなければならない。したがって、回復期がゆっくり着々とすすんでいくかどうかは、あるいは突然の回復の停止をきたして患者を何週間か元の状態にもどすようなことになるかどうかは、看護師の知識と経験とに大きく左右されるのである。

回復期患者の食欲

64 たった一回だけ、よかれと思ってつい大目《おおめ》に見てしまったことが、その方向づけを誤《あやま》ったがために死につながってしまったという症例が、現《げん》に起こっている。

65 回復期患者に食べさせるにあたっては、原則として、患者の食欲を満足させるよりは、その《一歩手前で》やめさせるほうが安全である。ましてや食欲以上に食べさせることは危険である。実際のところ、回復期患者の食欲を満足させてしまうと、栄養物として必要な量を超《こ》えてしまうことになる。病気によってもたらされた消耗《しょうもう》をとりもどそうとして、食物を消化する力よりも、食欲のほうが上回《うわまわ》ってしまうからである。

66 看護師は、患者の食欲だけでなく、患者の友人たちのおせっかいにも対処《たいしょ》しなければならないばあいがよくある。ふつう彼らが持ち込んでくるものは、まず健康に良くない、むしろ有害なともいえる美味《びみ》や珍味《ちんみ》のたぐいである。看護師としてはこれに気をつけていなければならない。つまり看護師は、その仕事が打ち切られる最後の最後まで、その責任が終わることはないこと、および、患者が医師の指示にきちんと従った食事をしているかどうかを確認する立場にあるのは、まさに自分であるということ、この二つを忘れてはならない。

67 一方、回復期の主要な問題点が、患者の《食欲のないこと》であるというばあいもありうるのであって、これは転地療養《てんちりょうよう》をしない患者によく見受けられる。看護師は、このような症例に対しては、第六章で病気を対象にして述べたのと同様の、食事の内容および食事時刻に関しての世話《ケア》を実行しなければならない。

68 こうした患者の胃の気まぐれにまつわる問題のほかにも、充分な注意を要する患者の気まぐれや不節制《せっせい》がある。すなわち患者のなかには、陽光を浴《あ》び過ぎたり、作業や運動をし過ぎたり、あるいは通《とお》り風のなかにずっと腰をおろしていたりなど、とかく身体に過度の消耗《しょうもう》をまねくようなことをする患者もいるのである。また患者の家族や友人たちは、しばしば長々とおしゃべりをして患者を疲れさせたり、一度に続けて本を読み聞かせ過ぎたりして、いずれも患者の生命力の消耗《しょうもう》をもたらすのであるが、それからの回復には時間がかかる。厚着《あつぎ》にし過ぎたり薄着《うすぎ》にし過ぎたりの間違いも防止されなければならない。しかし原則的には、回復期にある者は暖かく着こむ必要がある。

69 以上のいずれにおいても、回復期の患者は、いわば子供のようなもので、心も身体《からだ》も本来の調子をとりもどしておらず、したがって、病気の種類によりその長さは異なるが、ともかくある時期、看護師は自分の経験にもとづいて彼らを導《みちび》いていかなければならない。看護師は、病気が危険な状態にあったときから回復期に至《いた》るまで、患者の全過程を見守ってきているので、その点で非常に有利な立場にあるのであって、その一連の過程を心に留《とど》めているからこそ、正しい方針を見つけ出していけるはずである。

70 これはけっして、かのサンチョ・パンサ(9)の医師が患者の卓台《テーブル》の上のもの一切《いっさい》を捨てよと命《めい》じたごとくに、すべてを看護師の命令でなすべきだ、などと言っているのではない。そうではなく、看護師は、病人の看護のときと同じく、ここでも常識と分別《ふんべつ》とを働かせるために存在するのである。看護師は病人に注《そそ》いできたと同じ誠実さをもって、自分の回復期患者についても考えをめぐらさなければならない。

回復期患者の想像力 71

回復期の患者が、胃を働かせ満《み》たすことを切望《せつぼう》するのと同じように、ある種の熱病《ねつびょう》の回復期の患者は、想像力を働かせ想像力を満たすことを切望することがある。これはとくに熱病の回復期患者に見られる。彼らはしばしば小説のたぐいを異常に読みたがり、それも教養小説ではなく感《かん》傷的《しょうてき》な物語《ものがたり》小説などを読みたがる。そして、それが手に入らないとなると、彼らは驚嘆《きょうたん》すべき記憶力と空想力とをもって、二十年も以前に読んだ小説を頭のなかで読みかえしたりする。また彼らは、「以前には空想することの愉《たの》しさを全然わかっていなかった」などと、よく口にする。しかしこの種のこの楽しみは、度が過ぎないように気をつけたほうが良い。なぜなら、たとえば怪奇《かいき》小説やぞっとするような犯罪小説の恐怖が、患者の想像のなかに生生《なまなま》しく浮かび出て、知らぬ間にしのび寄り、ついには眠りを妨《さまた》げるほど制御《せいぎょ》できなくなってしまうこともあるからである。

転地が基本である 72

病気が回復への「転換点」にさしかかったならば、すぐに変化、つまり転地《てんち》が非常に重要になってくる。回復期の患者が、これといって問題もないのに、その経過になんらの向上も見られないままに何週間かを過ごすようなことがあるのを、誰《だれ》もが見て知っているはずである。そのようなとき、患者を一階から上の階の病室に移すと、回復が早《はや》くなることがある。本人が

（9） サンチョ・パンサ〔Sancho Panza〕 セルバンテス「ドン・キホーテ」の登場人物で、ドン・キホーテの従者。世故にたけ、愉快で、だまされやすく、それでいて打算的な人物。

「回復期患者の病室」であると思いこんでいるところへ移すだけでも、元気が出るのである。このように、変化を与えることは必要不可欠《ふかけつ》である。患者を別の場所へ、あるいはたんに別の部屋であっても、ともかく移《うつ》すべきなのである。すると彼はたちまちにして「奮《ふる》い立つ」。これは日常よく経験されていることである。それにしても、貧しい者にとっては「転地《てんち》」はほとんど不可能である。そして経験に乏《とぼ》しい人びとや、自《みずか》ら大病《たいびょう》を患《わずら》ってその必要性を痛感《つうかん》したことのない人びとは、病院でもなく、また《看護のつかない回復期施設》でもない、その両者の中間的な場所を必要とする部類《ぶるい》の人びとが、どれほど多いか（またどれほどの期間そうした場所が必要か）をまったく理解しない。すなわち、細心《さいしん》の看護があり、また病院がもたらす安楽があり、それに《田園の空気が加わった》、そういう中間的な場所がもしあったならば、救貧《きゅうひん》院《いん》で労役《ろうえき》に身をすりへらしたり、救貧法の救済《きゅうさい》にすべてを頼《たよ》ったり、不健康な家族に子供が生まれたり、あるいは若くして命を落としたりという状態から、多くの生命が救《すく》われることになるであろう。

回復期病院

73　こんな問題はたいして重要ではないと思う人びとも存在する。彼らに言わせると、病人が回復に向かっているということは、つまり治《なお》りつつあるということであって、「それでおしまい」ということになる。そうした人びとは、回復期にもその段階と過程とがあって、その点では病《びょう》相《そう》期とまったく同じであるとは考えてもみない。回復期を「それでおしまい」などととらえる考え方が、短くてすんだかもしれない回復期をたいへん長く引き伸《の》ばしたり、ばあいによっては、まったく回復期などではなくしてしまうかもしれない、とは夢にも思わない。

回復期の患者には田舎の空気だけでなく看護も必要である

74 このような人びとは「いったいなぜ回復期の患者が《看護され》なければならないか」がわからない。しかしながら、他人を看護する苦労をしたことがある者であれば誰《だれ》も、注意深い看護がなかったならば、多くの回復期の患者がとり返しのつかないことになったであろうことを、よく知っている。ある患者は永久に病弱者になってしまったであろうし、また生きているかぎり自分自身および家族の重荷《おもに》になった者もいるであろう。《生命《いのち》》はなんとかとりもどせたとしても、健康と生きる価値とをとりもどせるかどうかは、ほとんどのばあい《回復期》看護〔after-nursing〕のいかんにかかっている。不注意な医師の観察眼が、二年以内ではとても無理であると断言した回復を、注意深い看護師が数週間でなしとげたことがある。長い回復期の末《すえ》に再発したり死に至《いた》ったりすることは、貧しい者のなかではけっして珍《めずら》しいことではない。多くの貧しい患者たちは、自分より入院の必要度の高い患者に場所をゆずるために、まだまだ元の仕事にもどれるほどは回復していないのに退院《たいいん》したりするのである。

75 彼らをその家庭まで追跡《ついせき》していってみよう。そこに何を見るであろうか。ぎりぎりで暮らしている世帯《せたい》、一家の主人ないし生計《せいけい》を支《ささ》える者の長い病気のために極度の重荷《おもに》を負《お》わされている家庭、もう死ぬと思われていた主人を受け入れて、（《支え》になるどころか）彼のためにさらに加えて、世話する人手や必要な衣類、そして何よりも病人用の栄養食品や療養《りょうよう》上の用度品《ようどひん》など、こうしたものを確保するために、底のついたやりくりにますます迫《せま》られる家庭なのである。汚《よご》れきった空気のなかで、しかも必要な物はほとんど手に入らないままに進んでいく、こうした不完全な回復期が、最終的には死亡登録簿の頁《ページ》を増《ふ》やしていくことは疑いない。

76　そうなると、この問題に関して、たとえば公立などの「病院施設」のみを重視してその充実に支援さえしていれば、それで病人に対する全責任を果《は》たせるかどうか、という素朴《そぼく》な疑問が湧《わ》いてくるであろう。健康な人間も、病人にまじって寝る生活を続けていると元気を失ってくる。回復期の患者とて同じであろうことは、理《り》の当然であろう。そこで、人口の密な地域にある病院はすべて、その病院施設とは別に、不便でない程度に離れた田舎《いなか》の広々とした場所に分院を建てて回復施設とし、回復期にさしかかった患者をなるべく早く病院施設からその回復施設へ移すこと、これが重要な点だと思うがどうであろうか。

77　私はこう確信している。すなわち、そうした回復施設の有効性をさらに高めるためには、病院施設そのものをそっくり町の外へ移転させるのが最も良く、しかもそれは同時に、貧しい病人たちにとってもたいへんな恩恵をもたらす。そうなれば彼らは、回復期もまた、病相期《びょうそうき》と同じく、特殊な環境と管理を必要とする時期であると思えるようになり、それに合わせて心の準備をすることになるからである。

78　ロンドンおよびマンチェスターで、右に記した方向への歩《あゆ》みが始まっているのを、私はうれしく思っている。

3　ロンドンの子供たち

病人だけでなく「ひ弱な」子供たちをも救う——「ひ弱」は過保護がもたらし、過保護は人工物を与え過ぎる階級に多い

79　以上述べてきた注意はすべて、病人の看護のみに当てはまると考えられるかもしれないが、実際には、これらの注意が等《ひと》しく重要な別の対象がある。つまりそれは子供たちであり、それも病気ではないが「ひよわ」な子供たちであり、主として豊《ゆた》かな階級の子供たちである。彼らはけっして少なくない費用をかけて手をつくした世話を受けているにもかかわらず、行き過ぎた看護あるいは無知な看護が原因で、両親に絶《た》え間のない不安をもたらす存在となっている。

「ロンドンの生活」ではなく「ロンドンの空気」が災いの種

80　田舎《いなか》に滞在している間は元気いっぱいでバラ色の頬《ほほ》をしていた子供たちの多くが、街《まち》での生活では、信じられないほどあっという間に弱々しい温室植物に変わってしまい、親たちは、子供たちが一時間ほど野外《やがい》の空気や寒気にさらされたといっては、彼らの生命が危《あやう》いかのように気を揉《も》む有様《ありさま》である。彼らは人工的に整《ととの》えられすぎた過保護の温室生活へと移植《いしょく》された結果こうなるのである。温室生活には新鮮な空気がなく、思う存分《ぞんぶん》の自由な運動はできず、食べるものは変わり、生活習慣も変わり、子供たちはことごとに強制《きょうせい》と拘束《こうそく》にあう、そんな暮らしが、大都市の、造《つく》りも悪く、換気も暖房も不良な住居のなかで営《いとな》まれるのである。田舎での五カ月の健康的な生活でつくりあげられた良いことが全部、だいたいは街《まち》での一カ月間で失われてしまう。

田舎生活で得られた健康も、街に帰れば失われる

81　俗《ぞく》には、それはロンドンの空気のせいだと信じられている。子供たちはロンドンの空気のなかでは元気にやっていかれない、ただできるのは子供たちがロンドンにいる時間をできるだけ

短くすることである、と皆《みな》が思っている。

82　しかし、われわれは「ロンドンの家屋《かおく》のなかの空気」と、ロンドンにおける生活習慣とがもたらす影響とを忘れている。

83　場所の健康度ということになると、ハムステッド街とキャンバーワル街とベルグレイヴィア街とでは、たいへんな差がある。街《まち》のなかで最も人口密度が高く最も不潔な地区が、隣接《りんせつ》して風上《かざかみ》にあるのは好《この》ましくない。一般には、最も高い所にあって、大気や陽光にさらされている場所が最も健康的な土地である。不潔な地区の風下《かざしも》にあたる低地で、しかも高地の物陰《ものかげ》になっているような場所は最も非健康的な土地である。

84　ロンドンの公害地区の風下《かざしも》にあたる西の低地区は、風が公害地区のほうから吹けば、必ずその不健康地区からの汚《よご》れた空気を受けることになるのであるが、それでも人びとはそこが「西区」[10]であるという理由でそこに住みたがる。

田舎の家は無知の害に強いが、ロンドンの家は小さな無知で害される

85　健康的で清浄《せいじょう》な空気のなかにぽつりと立っているような田舎《いなか》の家は、そこを不健康な住居にしてしまうようなあらゆる無知があっても（少なからず見受けられることが多い）、それを寄せつけもしないが、ロンドンの環境では、ほんの小さな無知であってもその害は深刻となる。

常に「食事のにおい検査」を怠らないこと

86　概《がい》して家々は、換気《かんき》ができるようには建てられていない。汚《よご》れた空気の出口もないし、新鮮な空気の入口もない。換気の検査法として最良で手軽《てがる》なものは、家屋《かおく》のなかに夕食の臭気《におい》が留《とど》まっている時間の長さを計《はか》る方法である。これだと誰《だれ》もが感覚でとらえられるからである。家によっては、屋根裏部屋にほとんど常時その臭気がただよっていることがある。空気の供給源

は地下室と台所だけ、といった家が多い。

87 地下室と台所の空気は、絶対に不快感がないまでに清浄《せいじょう》でなければならない。どんな物品であっても、目ざわりなものをそこに置いておくことは許されない。あらゆる手段を講《こう》じて、家のなかの空気を外気と同じ清浄さに保《たも》つべきである。窓を上手《じょうず》に使えばそれが可能であろう。しかし、換気《かんき》さえすれば掃除の必要がないなどとは、絶対に考えてはならない。

都会の子供たちは外出してもヒモにつながれた犬のようにか馬車に乗せられてかである

88 子供たちの話にもどそう。このような家のなかで、子供たちはいったいどのように暮らしているのであろうか。田舎《いなか》では、子供たちは少なくとも一日の半分は戸外《こがい》で過ごす。ところが街《まち》では、百時間のうち九十九時間は屋内《おくない》で過ごし、また外に出るときの子供たちは、まるでひもでつながれた飼《か》い犬のようである。これでは、遊んだり筋肉の運動をしたりすることの健康的な効果も無になってしまう。子供たちは走り回りもしなければ、笑いころげもせず、暖かくて紅《あか》くて健康そうな顔つきもしていない。多くのばあい、そうしたひよわな子供たちは、すっぽりと馬車に納《おさ》められて、まるで薬を一服《いっぷく》のむかのように、イメージだけの空気浴《よく》に出かけるのである。

見当はずれで不要な恐怖も、それが続くと正当になる

89 看護師のほうも「北東の風」に対して因習《いんしゅう》的な恐怖《おそれ》を抱いている。彼女たちは、磁石《じしゃく》の針の約四分の三にも及ぶ範囲を北東と考えている。しかし、子供たちがまる一年も温室植物として仕立《した》てられてしまっているばあいには、この恐怖《おそれ》も確《たし》かに正当ではある。それは子供たちを十

(10) 西区［West End］ ロンドンの中心地域には西区（ウエスト・エンド）と東区（イースト・エンド）とがあって、一般に西区は高級な住宅地、東区は下層民の居住区とされている。

年間の熱帯生活のあとのような病弱者にしてしまい、実際に、教育上の怪物《かいぶつ》ともいうべき十五歳のリウマチ性の消耗症《しょうもうしょう》などをつくり出しているのである。

お行儀よくしつけられてしまった結果、生気を失ってしまった犠牲者たち

90 ロンドンの学校では、十二カ月をまるまる当ててよいような開校期間が、授業の効率が上がるという理由で、五カ月あるいは四カ月に短縮されていることが多い。しかし、いずれにせよ、「生徒たち」は、昼間は教室で腰かけているか家の客間に座《すわ》っているかであり、また夜間は寄宿舎《きしゅくしゃ》の寝室で眠《ねむ》るか自宅の子供部屋で眠るかであるが、それらどの部屋も風通《かぜとお》しの悪さとむし暑さとにおいて、たいした違いはない。（時によると子供たちは《暖房した部屋で寝る》が、これは若者の健康生活上もっとも有害な誤《あやま》りである）。彼らは何ごとによらず指示にしたがって行動し、ことごとく規則にしたがい、蒼《あお》白く生気《せいき》のない影法師《かげぼうし》になりはてる。そこには健康や強靭《きょうじん》さや活気が見られない。神経にも、筋肉にも、知性にも、等《ひと》しく健康的な運動が不足しているからである。

子供たちにおよぶ三つの害

91 この種《しゅ》の子供たちの健康に恐るべき影響を及《およ》ぼす三つの害をつけ加えておきたい。

92 一、私はかつて、大金持ちたちが（何のためらいもなく）子供たちを、太陽が浄化《じょうか》した空気のまったく入らない北側の子供部屋（るいれき子供部屋と呼ぶべきか？）に追いやっているのを見たことがある。しかもこの子供たちは、両親が心から愛し大切にしている子供たちだったのである。

93 二、子供たちを「デザートにはべらす」習慣。デザートのひとときは、多忙《たぼう》な父親にとっては子供たちの顔を見ることができる唯一《ゆいいつ》の時間である、とよく言われている。しかし、そこに

「お客」がいるばあいは、その場で子供たちに会うのは確《たし》かにあまり良いことではないし、またお客がいないとしても、いったいなぜ、甘い物や葡萄《ぶどう》酒を前にして父親は子供たちと顔を合わせる必要があろうか。

94　三、おおぜいの家政婦たちの経験が、はたして私の経験と同じであるかどうか知りたいのであるが、ロンドンの家々では、壁紙《かべがみ》や調度《ちょうど》を「新しくする」ということは、汚《よご》れた壁紙の上に新しい壁紙を貼《は》ることであり、また、汚れた更紗《サラサ》木綿の布張《ぬのば》りの上に新しいものを留《と》めつけることであって、なんと永久に《三重》《四重》となっていくのである!!　清潔に対する感覚がこの程度であるかぎり、ロンドンに常時カビくさい家があって当然である！　このことは明らかに、居住者全員に影響を及《およ》ぼすが、子供たちはとくに、一段《いちだん》と甚大《じんだい》な被害をこうむるのである。

食欲テスト――田舎のばあいと都会のばあい

95　身体《からだ》にどのような影響があるかは、食欲の状態でテストすると良いばあいがある。田舎《いなか》にいる子供たちは、動物性や植物性やでんぷん質の食品、すなわち肉や牛乳や果物《くだもの》や自家製のパンなどにすばらしい食欲を示すが、それが温室《おんしつ》暮らしとなると、バターつきパンに紅茶、クッキー類、それに時どきオレンジが加わる程度に食欲は衰《おとろ》えてしまう。このような「温床《おんしょう》」があるかぎり、その家系が退化《たいか》していって何の不思議があろう。

病人に与えるように子供たちに紅茶を与えてはならない

96　子供たちを病人のように扱《あつか》ってはならない。紅茶を飲ませてはならない。とくに神経質で興奮しやすい子供には与えてはならない。紅茶はそうした子供たちに一時的にわずかな鎮静《ちんせい》をもたらすが、それは必ず栄養を摂取《せっしゅ》する力を犠牲《ぎせい》にする。なぜ彼らに肉と少量の軽い発酵《はっこう》性飲料、あるいは牛乳を与えないのか？　もし彼らがそれを摂《と》れないとすれば、必ず誰《だれ》かが責《せ》められるべきである。しかし、責められるべきはその子供でもなく、またその子供のもって生まれた食欲でもない。

要約

97　子供たちに、新鮮な空気が入り、明るく、陽当《ひあた》りよく、広々とした教室と、涼しい寝室とを与え、また戸外《こがい》でたっぷりと運動をさせよう。たとえ寒くて風の強い日でも、暖かく着込《きこ》ませて充分に運動させ、あくまで自由に、子供自身の考えに任せて、指図《さしず》はせずに、たっぷりと楽しませ遊ばせよう。もっと子供に解放と自然を与え、授業や詰《つ》めこみ勉強や、強制や訓練は、もっと減《へ》らそう。もっと食べ物に気をつかい、薬に気をつかうのはほどほどにしよう。そうすれば、たとえ「ロンドンの空気」のなかでも、子供たちのより良い健康は保《たも》てることがわかるであろう。

4　小説のなかのいくつかの誤《あやま》りに関する覚え書

98　いまや小説は、あらゆる階級の女性の読み物の大きな部分を占《し》めつつあり、大衆受けする誤《あやま》った知識や無知を世間に広めて定着させるのに、大きな役割を果《は》たしている。小説のなかによく見られる誤りを、ここに少しあげてみよう。

回復期の喜び

99　一、回復期のよろこび——、フィクション小説によく見られる筋書《すじが》きどおり、めきめきと回復するような人がもしいたとしたら、それは、非常に変わった体質の持ち主《ぬし》であるに違いない。今日の時代に、高度文明社会の大都市に生活する中年の患者のばあい、重病からの回復（?）といっても、まったくの回復であることは珍《めずら》しく、再発して回復が遅《おく》れるばあいも多く、それはのろのろと続く苦闘《くとう》以外の何ものでもなく、およそ「よろこび」などとは無縁である。そんな患者の気を参《まい》らせることなく、支《ささ》え励《はげ》ましながら回復期を過ごさせることは、看護師にとって、最も難《むずか》しく、かつ重要な任務のひとつである。こうしたばあい、患者は歓喜《かんき》のうちにいるとか、すくなくとも心に安らぎを得ていると思うことは、ばかげている。往々《おうおう》にしてあることであるが、患者が夢中《むちゅう》になれるような興味や感動を何も見出していないようなとき、彼は、もはや熱意の失《う》せた生命《いのち》をとりもどしたことを後悔《こうかい》しているのである。あるいは反対に、たちまちにして彼が再び以前の興味や感動に没頭《ぼっとう》しはじめるようなときは、患者は、自分にはとてもその力はないと感じながらも、なすべき任務を成《な》し遂《と》げようと、痛《いた》ましい努力をしているのである。

100 いとこ同士の結婚

二、いとこ同士の恋愛というものがまた、よく好まれて登場《とうじょう》する。そんな小説の著者たちは、それが人類のための神の高配《こうはい》をいかに妨《さまた》げるものであるかなど、思いもしない。

101 小説のなかの臨終場面の非現実性

三、病床も死の床《とこ》も、その小説家はもちろん、ほかの誰《だれ》もかつて見たことのないような色彩と描写《びょうしゃ》で飾《かざ》られている。この点で例外の作家は、おそらくただ一人だけである。

102 英国において、あらゆる人間の経験のうち、忠実に観察されてこなかったいちばんのものは、病気と死とである。もちろん材料はそこにそろっているのであるが、注意深い研究がまったく欠如《けつじょ》している。ほとんどの英国の小説の「臨終《りんじゅう》の場」は歌劇《オペラ》のプリマドンナが唱《うた》いながら死ぬ場面のような、舞台《ぶたい》の効果にすぎない。死というものを、現実には存在しないものと考えているのであろう。これまでにこの主題を真実性をもって扱《あつか》った唯一《ゆいいつ》の作家はシェークスピアであり、彼の芸術は、まさにその真実性に負《お》うている。

病人のための食品

103 四、小説のなかでは、生命が「《強力》ゼリー！」（いったい《強力》ゼリーとは何を意味するのか?）や、その他同じく馬鹿げたものの力で救《すく》われたりする。

感染

104 五、ヒロインはいつも「感染《かんせん》」などものともせずに立ち向かう。そして自分の家族の全員や託《たく》された患者とともに感染して死ぬ。他人まで巻《ま》き添《ぞ》えにするとは、なんという恥《はじ》の上塗《うわぬ》りであろうか！

105 ここで問題なのは、病気や死というものをまったくのフィクションの対象として扱《あつか》ってよいかどうか、ということである。もし小説家が、あえてこの厳粛《げんしゅく》な人生の関心事をめぐって書きたいというのであれば、書く前に、すくなくとも病気や死についての観察の労《ろう》をいとわないでほしいと要求しても、けっして過剰《かじょう》な要求ではないであろう。なぜ彼らは、あえて、重大な、そして致命的《ちめい》でさえある誤《あやま》りを煽《あお》りたてるようなことをするのか？　たとえば、なぜ彼らは「感染《かんせん》とは何か」について自分で調《しら》べないのか？　そして、もしそれがヒロインの活躍する場面に出てくるのであれば、彼女に自分とまわりの人物を感染から守るように、ともに感染しないように、なぜそのように活躍させないのであろうか？

106 感染《かんせん》というもの、それは病気が広がるひとつの方法ではあるが、感染が起こるということは、誰《だれ》かに、つまり医師か看護師か家族などのうちの誰かに、不注意ないし無知のあることを証明しており、また感染が起こるような場所は、病人にとっても健康人にとっても住むに適《てき》さない、これが感染の正しい定義なのである。

5　床塗《ゆかぬ》りの方法

107　［床塗《ゆかぬ》りの目的は、ただひとつ、床《ゆか》の磨《みが》き洗いをしないですむように、床《ゆか》の表面に防水加工を施《ほどこ》すことである。オーク材は例外であるが、すべての木の床のばあい、病院の床としてまったく危険性のない床は、床板《ゆかいた》の肌目《きめ》が水を通《とお》さないように、蠟《ろう》、《ラッカー》、または変質しない適切な塗料《とりょう》を完全に浸《し》み込ませた床である。］

108　オーク材でない床は、オーク材色に染色《せんしょく》しよう。ただし、あまり暗い色になりすぎないように染《そ》める。染めたあとの床板はけっして水でぬらさないようにする。

109　蠟《ろう》はけずって容器に入れ、テレピン油に浸《ひた》して念入《ねんい》りに調製《ちょうせい》する。蠟が溶解《ようかい》するまで《蓋《ふた》をして浸して》おかなければならない。溶《と》けるまでには数時間を要する。

110　蠟が汚れているときは（よくあることである）炉《ろ》にかけて溶かし、沈澱《ちんでん》物を残して別の容器に移しかえて、きれいにする。

111　蠟は、床板にすり込んだり拭《ぬぐ》いとったりするのにちょうどよい軟《やわ》らかさでなければならない。

112 軟《やわ》らかくした蠟《ろう》は汚《よご》さないようにする。何かのせいで汚れたときは、もう一度溶《と》かし、前述の方法で沈澱《ちんでん》物を取り去る。塗《ぬ》るときの手順は以下のとおりである。

1 床《ゆか》を掃《は》き、ほこりを拭《ふ》きとる。

2 慎重に《ごく少量ずつ》蠟を床に塗る。

3 やわらかくて厚《あつ》みのある布《ぬの》でよくすり込む。

4 二枚目のやわらかくて厚い布を使って、余分な蠟をすっかり拭《ふ》きとる。

5 磨《みが》きブラシを用いるばあいは、この二枚目の布がけのあとにする。

6 つぎに《やわらかい雑布《ぞうきん》》で磨き、《力を入れて》こする。以上を一週間に二回繰り返す。

113 注意――同じ布《ぬの》の同じ《汚れた》部分で二回こすることのないよう、作業につれて常に布の新しい部分が出てくるように《たたむ》ために、充分《大きな》布を用いること。

114 いちど使った布《ぬの》は全部洗濯する。ブラシは水洗いをしないで、皿《さら》にテレピン油を入れてそのなかでこすり、フォークか棒《ぼう》で付着物をつつき出す。ブラシは、二枚目の布のあとで使うだけであれば、そんなに頻繁《ひんぱん》に清潔にする必要はない。

115 以上がきちんと行なわれてさえいれば、床《ゆか》に一週間に二回以上の蠟塗りをする必要はまったくない。よく磨《みが》かれた床はほこりや汚れを寄せつけない。

116 あとは一日に一度、清潔でやわらかな床《ゆか》ブラシと、やはり清潔でやわらかな布《ぬの》とで拭《ふ》いておけば、汚《よご》れは完全に取り除《のぞ》くことができる。

117 この方法をとれば、このほかに余分な労力は不要であるし、繰《く》り返し磨《みが》き洗いをするよりも時間が短くてすむ。床《ゆか》は、いちど良い条件を整《ととの》えてしまえば、部屋や病室をきれいにする通常の清掃法以上の労力を要しない。それに加えて、より衛生的であるという利点もあり、また患者は［磨《みが》き洗いで］ぬれた床からの湿《しめ》った発散物にさらされずにすむ。

118 いくつかの病院では、この方法を採用する以前は、絶《た》えず人の行き来があるために、毎日、床《ゆか》を磨き洗いしなければならなかった。こうして塗《ぬ》り上げた床は七年間の使用経験に合格しており、かつて婦人や少女の手で磨き洗いに費《つい》やしていたのと同じ時間で、常に良好な状態に保《たも》たれてきている。

6　女性の雇用《こよう》に関する覚え書

119 近年、「女性労働力」の「市場《しじょう》」がないとか、「婦人」の「産業への」雇用における「需要《じゅよう》」あるいは「分野」の不足、などについて広く書きたてられてきている。私の経験からいえば、「需要」は《供給《きょうきゅう》》の何倍も多くあるのであり、「女性労働力」の市場は大きいが、《働く者》の数が少ないのである。私は、自分の個人的な経験と特殊な分野、そしてもちろん有給労働にかぎって発言することにする。ほかの職業、たとえば家庭や国の学校などで働く教師などに関する情報は、利用しないことにする。そういう職場で経験されていることは、私が看護で経験していることと同じなのである。そこで看護についていえば、ここ三年のあいだに私は、有資格の総看護師長《マトロン》ないし施設の看護監督、有資格の衛生普及員ないしは教区《きょうく》看護師（すなわち貧民救済委員会からではなく教区内の雇用主《こようぬし》からの給与を受けて教区で看護を行なう看護師）、個人の家庭や病院や救貧院《きゅうひんいん》などで働く病人のための有資格看護師、などを推薦《すいせん》してほしいという申し込みを何百件も受けた。これらはいずれも、ポストを埋《う》めるための有資格の看護師が不足しているということであって、看護師がいたとしても、それを受け入れるポストが不足しているということではなかった。大まかに推定すると、これらの申し込みのうち約三分の一は充分な俸給《ほうきゅう》を申し出ていた。三分の一は金額を決めていなかったが、一人ひとりの看護師の資格にふさわしい契約を結ぶ意志があった。そして残る三分の一は（おもに救貧院と地方病院であるが）いずれも、彼らが必要とするような有資格者はとうてい入手できない程度の金額しか申し出ていなかった。

120 私としては、《フレイザー》誌《し》が「公立学校教師」について報《ほう》じていることを、看護師についても繰《く》り返すことしかできない。すなわち「現時点では、有資格者に対する《需要《じゅよう》》が供給をはるかに上回《うわまわ》っている」と。

121 女性の雇用《こよう》や、女性職業の分野あるいは労働への適正な報酬《ほうしゅう》についての女性の正当な権利などについて、あれこれと細《こま》かいことを書き立てているおおぜいの女性著述家たちがいるが、彼女たちが皆《みな》でそろって、それぞれに十人の女性を訓練して（あるいは訓練手段を導入して）

《すでに》空席《くうせき》となっている需要《じゅよう》を満《み》たしたとすれば、その結果がどんなに素晴らしいか、ためらいなく言いきれるのである。

122 これは、それを女性の《印刷工》について（著述するのではなく）実際に試《こころ》みた、ある友人のおかげで言えるのであるが、その試みは完全に成功し、女性たちの収入はよく、高給取りと言えるくらいであり（一週間に十五～二十五シリング）、しかも彼女たちは長時間働かなくともよいばかりか、家事に携《たずさ》わる時間の余裕もあり、それでもなお企業は利益を得ているそうである。

7　大英帝国において看護師として雇用《こよう》されている女性の数に関する覚え書

123 一八五一年の国勢調査によると、職業が看護師であると報告された女性の数は二五、四六六名、家庭住込みの仕事に従事している看護師が三九、一三九名、助産師が二、八二二名であった。A表はその年齢別の数値《すうち》を、B表にはその地域《ちいき》分布を示す。

＊ A表から興味ある事実が見出せよう。すなわち、住込み看護師三九、一三九名のうち一八、一二三名、つまり半数近くは五～二十歳であり、「一方、公共の仕事をしている看護師つまり職業看護師のばあいは、同じく半数近くが六十歳以上である。」

124 これらの人びとの能力を高め、また彼女たちのうちの、できるだけ多くの人びとを真の健康の法則を伝える使徒《しと》に育て上げるのは、国家の大きな仕事である。

125 彼女たちが現実には「結果的」に病人を看護しているか害しているかは別として、ともかくも素材《そざい》は現《げん》にそこにあるのであり、それは看護に役立てられるはずだからである。医療界の指導的な立場に立っているといってよいある人が、あるとき私にこう言った。「私は自分の患者を看護してもらうために個人の家庭に看護師を派遣《はけん》します。けれども、その結果は患者を害するだけだと知っているのです。」

126 現在のところ、他人の健康の世話をする者は誰《だれ》もが看護師[1]と呼ばれている。これまで述べてきたこの覚え書においても、《看護師》という言葉は素人《しろうと》にも職業看護師にも区別なく使われている。なぜなら、この調査の数値《すうち》に含まれている病人のための看護師や子供のための看護師のほかに、一時的に病人の世話をする友人や親族、あるいは一家の母親などがいるからである。これら素人《しろうと》の看護師もまた、職業看護師と同じく、健康の法則についての知識が不足しているように思われる。

127 それから、英国じゅうの公立その他の学校には女教師という存在がある。いかに多くの子供の伝染《でんせん》病が学校で発生していることか！　そしてこれら学童のうちの少女たち、彼女たちもやがては、家庭の母親となり、あるいは右記の六四、六〇〇名の看護師のひとりとなり、あるいはまた女教師となるのである。彼女たちに、すくなくとも新鮮な空気や、清潔や、陽光その他にまつわる健康の法則を教えておくことは、何人もの子供たちを死から救《すく》い、忌《いま》わしい伝染病の流行を未然《みぜん》に防《ふせ》ぐことにならないであろうか？　われわれは、個人と家族の健康を守るということに関しては、――すくなくとも、それを原因とする退化《たいか》や衰亡《すいぼう》から家族を守ることに関しては――、これを、全面的に女性に依存《いぞん》せざるをえないのである。この健康を守る芸術《わざ》を人類社会に広く浸透《しんとう》させるための正しい方法は、人類の半分を占《し》める女性を、学校でまた病院で、実地指導により、また日常的な経験を通《とお》して、その理論ともいうべきものを実例を示して教育することではないだろうか？

（1）看護師［nurse］　英語では、この時代においても現代においても、病人や幼児などの看護にあたる看護者すべては（男性も女性も含めて）一般名称として nurse と呼ばれ、また職業的に看護に従事する人も nurse と呼ばれている。またこの時代、看護師養成のための正式な訓練教育はまだ始まっておらず（一八六〇年にナイチンゲール看護師訓練学校が開設される）、また看護師の正式な資格も定められていなかった。したがって、本書で nurse というばあい、その時々に、看護者一般を指したり職業的看護者を指したり、またその両者を指したりと判然としないことが多い。その一方、とくに看護を職業とする看護者を「職業看護師」や「病院看護師」と呼んだり、教会の施設に属する看護者を「教区看護師」、個人の家に雇われた看護者を「住込み看護師」とか「付添い看護師」とか呼んだりもする。

　わが国においては、従来「看護婦」という名称があって、nurse に近い語としても、また同時に国家資格を得た看護専門職の呼称としても用いられてきたが、平成十三年（二〇〇一年）に「保健婦助産婦看護婦法」が改正されて「保健師助産師看護師法」と変わったため、国家資格を得た看護専門職は「看護師」と呼ばれることになった。それ以来、「看護婦」という名称は、資格名称としてはもちろん、病人などに付き添って看護にあたる看護者一般を指す名称としても使われなくなった。したがって厳密には、現在のわが国では「看護師」とは、国家資格を認定された看護専門職のみの呼称であるが、現在の日本語には他にこの nurse に該当する一般名称が無いことから、また最近では看護者一般を表現するばあいも「看護師」が使われる傾向が見られることから、この訳文においては、原文の nurse をすべて「看護師」と訳出することにした。

GREAT BRITAIN.

TABLE A.—AGES.

NURSES.	All Ages.	Under 5 Years.	5 —	10 —	15 —	20 —	25 —	30 —	35 —	40—	45 —	50 —	55 —	60 —	65 —	70 —	75 —	80 —	85 and Upwards
Nurse (not Domestic Servant)	25,466	...	...	...	...	624	817	1,118	1,359	2,223	2,748	3,982	3,456	3,825	2,542	1,568	746	311	147
Nurse (Domestic Servant)	39,139	...	508	7,259	10,355	6,537	4,174	2,495	1,681	1,468	1,206	1,196	833	712	369	204	101	25	16

TABLE B.—AGED 20 YEARS OF AGE, AND UPWARDS.

	Great Britain and Islands in the British Seas.	England and Wales.	Scotland.	Islands in the British Seas.	1st Division. London.	2nd Division. South Eastern.	3rd Division. South Midland.	4th Division. Eastern Counties.	5th Division. South Western Counties.	6th Division. West Midland Counties.	7th Division. North Midland Counties.	8th Division. North Western Counties.	9th Division. Yorkshire.	10th Division. Northern Counties.	11th Division. Monmouth and Wales.
Nurse (not Domestic Servant)	25,466	23,751	1,543	172	7,807	2,878	2,286	2,408	3,055	1,225	1,003	970	1,074	402	343
Nurse (Domestic Servant)	21,017	18,945	1,922	150	5,061	2,514	1,252	959	1,737	2,283	957	2,135	1,023	410	614

十六、付録　赤《あか》ん坊《ぼう》の世話　Minding Baby

1　さてここで私は、少女の皆さんにお話ししたいと思います。あなた方も私も「赤《あか》ん坊《ぼう》の世話」については、ずいぶんいろいろのことを経験してきました。もっとも「赤ん坊」といっても、私たち自身の赤ん坊ではありませんが……。そして私たちは、自分のためにはあまりしないようなことでも、赤ん坊のためには、ずいぶんいろいろなことをするものです。

2　ところで、大人《おとな》の看護についてこれまでお話ししてきたことはすべて、赤ん坊の世話にいっそうよく当てはまるのです。たとえば閉《し》め切った部屋のなかでは、たとえあなた方は閉め切っていると感じないようなときでも、赤ん坊は健康を害《がい》するのです。もし赤ん坊が汚《よご》れた空気のなかでほんの数時間でも眠《ねむ》るとしますと、また、もしそれが毎晩のこととなるとなおさらのことですが、その児《こ》は間違いなく、ひよわで病気がちな子供になり、麻疹《はしか》とか猩紅熱《しょうこうねつ》などに非常にかかりやすくなって、しかも、いったんかかれば回復はむずかしい、ということになるのです。

3　赤《あか》ん坊《ぼう》はあなた方より以上に、新鮮な空気の不足を感じるものなのです。赤ん坊はあなた方より、寒さに対してはるかに敏感なのです。そして何にもまして赤ん坊は、清潔にされていないと、あなた方以上にその害《がい》を受けるものなのです。(ちょうどよいぬるま湯でお湯をつかわせてもらっているときの喜び方を見ただけでもわかります)。赤ん坊の着衣《きもの》や寝具《しんぐ》類は、あなた方よりもたびたびとり換《か》えなくてはなりません。赤ん坊はあなた方よりも、汚《よご》れた家からの害をこうむります。赤ん坊には専用の小型ベッドが必要です。そうでないと、ふとんを掛け過ぎたり窒息《ちっそく》させたりする危険があるからです。ベッドのなかの赤ん坊の掛け物は厚《あつ》過ぎても薄《うす》過《す》ぎてもいけません。これは起きているときでも同じです。そしてこれは、あなた方がよく気をつけていなければならないことなのです。というのは、お母さんはたいへん忙《いそが》しくて、赤ん坊がくるまり過ぎているか、薄着《うすぎ》過ぎるか、あまり気を配《くば》っていられないときもあるからなのです。

4　赤《あか》ん坊《ぼう》が大きな音で不意にびっくりさせられたりしないように、あなた方はいつも注意していなければなりません。とくに眠っているのを急に起こすようなことがあってはならないのです。あなた方が驚《おどろ》かないような音にも、赤ん坊は驚くのです。

5　病気の赤ん坊がたくさん、それが原因で死んでいるのです。

6　赤ん坊の食べ物については充分に気をつけなければなりません。時間をきっちり正確に守ること、一度にたくさん与え過ぎないこと(もし赤ん坊が食べたあとで具合《ぐあい》が悪くなったようなときは、それはあなたが《食べさせ過ぎ》たからなのです)。また与え方が足りなくてもいけません。そして何よりも、けっして赤ん坊のからだに害《がい》になるような食べ物をやってはいけません。また医師の指示なしに、赤ん坊を眠《ねむ》らせる薬などをけっして与えてはなりません。

7 私はこれが原因で死んだ赤ん坊をたくさん知っています。そんな児《こ》が何人いるか、なかには裕福《ゆうふく》な家の子もありますが、何人がそんなことで死んだか、あなた方が聞いたら驚《おどろ》くことでしょう。赤ん坊を眠《ねむ》らせるため、そして「静かにさせておくために」大人《おとな》が何か眠り薬などを服《の》ませたのです――一度だけでなく、二度だけでもなく、おそらく十度でもやめず――そしてついに、そんなことになってしまったのです。

8 私の知っているだけでも、子守《こも》りの人がこれらの注意を怠《おこた》ったがために、赤ん坊が不幸な目に遭《あ》ったという実例はたくさんあるのです。

9 そうした例を、いくつかお話ししましょう。

10 一、離乳《りにゅう》した赤ん坊には、何回にも分けて少しずつ、また時間も規則正しく、食事をさせる必要があるのです。

11 ある日ある赤ん坊がひきつけを起こして重態《じゅうたい》になったことがあります。この赤ん坊は一歳くらいでした。そのお母さんは、自分は教会へ行きたかったので、出かける前に赤ん坊に三度分の食事を一度にやったというのです。これでは可哀《かわい》そうな幼子《おさなご》がひきつけを起こしても何の不思議もありません。

12 私は（スコットランドで）ある幼《おさな》い少女と知り合いになりました。彼女はまだ五歳にもなっていなかったのですが、お母さんは毎日遠くまで出かけなければなりませんでしたので、その少女に、まだ一歳にも満《み》たない幼《おさな》い弟の食べ物や身のまわりの世話を任《まか》せていたのです。少女はいつもお母さんの言いつけをきちんと守っていました。ある日よその人がこの小屋（ほんとにそれは小屋としか呼びようのない家でした）に入ってきて、「赤《あか》ん坊《ぼう》の舌《した》にやけどさせることはないの？」と聞きました。すると女の子は「いいえ。だって私、いつも自分の舌をさきにやけどさせますから」と答えました。

13 二、私が赤ん坊を大切に扱《あつか》わなければいけないと言っているのは、なにもいつも抱《だ》っこしていなさい、という意味ではありません。もう大きくなった赤ん坊ならば、お天気が暖かで赤ん坊のからだも温《あたた》まるようなときには、小さな子守りの腕にいつも抱かれているよりは、そのへんを這《は》いまわっているほうが、はるかに良いのです。赤ん坊にとっては自分で遊ぶことのほうが、絶えずかまわれているよりも、はるかに良いのです。

14 私が今まで見た赤ん坊のうちで、いちばん健康で、いちばん幸せそうで、いちばんいきいきとしていて、いちばん可愛らしかった赤ん坊は、いつも忙《いそが》しくしているある洗濯《せんたく》おばさんのひとりっ子でした。おばさんは一日じゅう部屋のなかで洗濯をしながら、その部屋のドアを開け放しておいて、隣《となり》の大きな部屋に赤ん坊をおいていました。赤ん坊は、一日じゅう床《ゆか》の上で座ったり這《は》いまわったりしていました。遊び相手は一匹の仔猫《こねこ》だけで、それをいつも抱いていました。おばさんはその児《こ》をいつも小ざっぱりと身ぎれいにさせており、また食べ物も驚《おどろ》くほど規則正しく与えていました。その児は何を見てもおびえることはありませんでした。赤ん坊がいる部屋はちょうど家の入口にあたっていました。ですから、誰《だれ》かが家に入ってくると、その児《こ》はいつもそれをお母さんに知らせるのですが、それが［おびえての］泣き声でなく、喜びの叫《さけ》び声なのです。私は何カ月もの間その児の声の聞こえるところで暮らしましたが、昼も夜もその児の泣き声を聞いたことはありませんでした。

15 近ごろは子供たちをかまうことが多過ぎて、子供たちを自分で遊ばせておくことが少な過ぎると私は思います。

16 子供の注意をそらせてはいけません。子供が何かひとつのものをじっと見ているようなときに、ほかのものを見せたりなどしてはいけません。

17 三、これと同時に、薄暗《うすぐら》いこと、とくに陽《ひ》の光の不足は、あなた方にとっても悪いのですが、子供にとってははるかにいけないのです。

18 ある時、ある子供が、暗い部屋のなかでたったひとりで育てられました。そのまわりの人たちは、その子が生きていることを隠《かく》しておきたかったのです。その子はものを食べるときのほかは、誰《だれ》にも会うことがありませんでした。その子は本当《ほんとう》にていねいに扱《あつか》われていたにもかかわらず、成長したときには白痴《はくち》でした。こうなるだろうことは、あなた方にも容易《ようい》に想像できるでしょう。

19 明るいこと、ことに陽光をたっぷりと採《と》り入れることが、子供を元気よく、楽しく、賢《かしこ》くするのです。けれども、何をおいても気をつけてほしいのは、戸外《こがい》にいるとき赤ん坊の頭を直射日光に当てて熱《あつ》くしないことです。とくに夏の暑い日に乳母車《うばぐるま》に乗せているようなときは、なおさらのことです。

20 赤ん坊を暗いところにひとりで置いておくようなことは《けっして》あってはなりません。赤ん坊のいる部屋は《いつでも》できるだけ明るく、できるだけ陽光の入るようにしておいてください。もちろん、子供が病気のときで医師が部屋を暗くしなさいと指示したときは別です。

21 四、あなた方は、子守り奉公《ぼうこう》している人たちの半分が、五歳から二十歳までの少女であるということを知っているでしょうか。これを見ても、あなた方は非常に重要な小さい働き手だということがわかるでしょう。このほかにも、自分の家の赤ん坊の世話をしている少女たちがまだおおぜいいるのです。これらを合わせると、赤ん坊《あかんぼう》たちの一身《いっしん》の健康はほとんどすべて、ほかの何ものにもまして、あなた方少女の皆《みな》さんの肩《かた》にかかっている、と言えるでしょう。

22 言うまでもないでしょうが、これはたいへんな責任だということです！ というのは、あなた方はみんな、ほとんどみんな、赤ん坊を可愛がりかまい過ぎるあまり、赤ん坊に対する責任の重さということを、私ほどには感じていないに違いないからです。そのようなあなた方も、もし正しい赤ん坊の世話の仕方《しかた》を知ったならば、あなた方はみんな、自分の手で赤ん坊を健康で幸《しあわ》せな児《こ》に育てたいと願うようになることでしょう。

23 そこで私はもういちど言います。

24 五、赤ん坊にとって最も必要なもの、それはいつでも、新鮮な空気です。

25 赤ん坊の眠《ねむ》っている部屋を、ほんの数時間でも閉《し》め切っておいてごらんなさい。その児が具《ぐ》合《あい》が悪くなるのはわかりきったことです。

26 《病気》の赤ん坊が何人もの大人《おとな》といっしょに暑い部屋のなかにいて、しかもその部屋のどのドアも窓もぴったりと閉《し》まっていたとしたら、それだけでもう赤ん坊が死んでしまうのは、わかりきったことです。

27 女王様の子供たちを世話している医師が、そう言っているのです。

28 子供が肺《はい》や呼吸器《こきゅうき》に何か障害があるようなときには、なおさらそうです。

29 私はかつて、閉《し》め切った小部屋のなかで、火をどんどんたいて、四、五人の大人《おとな》たちが哀《あわ》れな子供が死んでいくのをまわりで見守っているところに行きあったことがあります。その児《こ》は短くて気ぜわしい呼吸をしていました。そしてその児は、肺と咽喉《のど》をつまらせている《痰《たん》》といわれるものを咳《せ》き出すことができないでいたのです。そこへ医師がやってきました。彼はたいへん賢明《けんめい》なひとで、ドアも窓もすべて開け放《はな》たせて、ひとりだけを残してみんなを外へ出しました。そしてその部屋の空気がすっかりきれいで新鮮になるまで二時間待ちました。医師は別に何も薬を与えませんでした。にもかかわらずその児は、医師が入れた新鮮な空気のためだけで治《なお》ってしまったのでした。

30 大人《おとな》のばあいには数日間そんな状態におかれてもそれほど悪くはならないようなことでも、赤ん坊のばあいには、ほんの数時間が死ぬか治《なお》るかを決めてしまうのです。

31 また別の医師の話ですが、ある時ある子供が（お金持ちの家の子供でしたが）立派《りっぱ》な部屋のなかに閉《と》じこめられ、咽喉《のど》の病気で息《いき》がつまってしまって死にかけているところへ、その医師がきました。彼はつかつかと窓のところへ歩みよって、それを広く開け放《はな》ちました。そしてその医師は「つまり、人がほんの少ししか空気を吸い込めないときには、そのほんの少しの空気は必ず良い空気でなければならないからです」と言いました。その児《こ》のお母さんは、そんなことをしたら子供が死んでしまいますと言い張りましたが、その反対に、その児は治《なお》ったのです。

32 しかし、一方――

33 六、子供を、ことに病気の子供を、吹抜《ふきぬ》け風に当てることのないように、よくよく気をつけることも大切です。

34 私がこう言うと、あなた方はおそらく「いったいどうしろというのです。子供に食べ物を与え過ぎてもいけないし、やらなさ過ぎてもいけない。部屋を閉《し》め切ってもいけないし、吹抜《ふきぬ》け風を入れてもいけない。子供を退屈《たいくつ》させてもいけないし、あまりかまい過ぎてもいけない。これでは困ってしまいます」と言われることでしょう。可愛《かわい》い小さな看護師さん、あなた方は自分で《工夫《くふう》》することを覚《おぼ》えなければならないのです。世の中には自分で工夫することを覚えようとしない人たちもいます。私はこういった難《むずか》しいことを、実際に体験してきているのです。あなたが赤《あか》ん坊《ぼう》のお守《も》りを上手《じょうず》にできるように勉強するということは、私の本を読むことではなくて、ほかの優《すぐ》れた看護師たち（そして、もしあなたがそうしたいと思うなら私の本）があなたに話して聞かせることを、自分でどうすればうまくできるか実地《じっち》に応用してみることなのです。

35 さてところで、吹抜《ふきぬ》け風のことにもどりましょう。

36 昔の看護師たちが、子供に良い空気を吸わせながら、しかもからだを冷《ひ》やさないようにすることはできない、と言ったのはすべて誤《あやま》りです。一方ではまた、赤ん坊に良い空気を吸わせているわけではまったくないのに、からだは冷やしてしまって、それがもとで死なせてしまうといったこと（たとえば、ほんの短い時間であったとしても、お湯を使わせながら吹抜け風に当てたために赤ん坊のからだが冷《ひ》えてしまった、というようなこと）も起こらないとはかぎりません。そして、このことから言えることは、新鮮な空気を赤ん坊の肺《はい》に吸わせることが少なければ少ないほど、また赤ん坊の皮膚から水分を奪《うば》えば奪うほど、それだけその児《こ》は風邪《かぜ》をひきやすく、またからだは冷えてしまうということです。

37 もしあなたが、室内においても戸外《こがい》においても、赤ん坊にいつも良い空気を吸わせ、しかもけっして赤ん坊のからだを冷《ひ》え込ませないならば、あなたは優《すぐ》れた看護師なのです。

38 病気の赤ん坊の皮膚は、たとえ部屋がすっかり閉《し》め切ってあるときでも、とかく冷《つめ》たいものです。そういうときは、あなたは部屋の空気を入れ換《か》えて、暖かいフランネルとか、熱《あつ》い（といっても熱過ぎない）湯たんぽを赤ん坊のからだの近くに入れなければなりません。そして何か温《あたた》かい食べ物を食べさせるのです。

39 ところが、よく見かけることですが、看護師たちはちょうどこの反対をやっています。つまり部屋の隙間《すきま》をすべてふさぎ、おそろしく重い寝具《しんぐ》を掛けたりするのです。赤ん坊は体内に熱をつくれず、ますます冷《ひ》え込んでしまいます。

40 熱のある子供のばあいは、これと同じことをすれば、たちまち死んでしまいます。

41 ロンドンで非常に有名なある小児科の医師が、「病気の子供の死はむしろ《事故死》といったほうが当《あ》たっていることが多い。まわりの大人《おとな》たちのちょっとした愚《おろ》かな行為《こうい》が、子供を窓から投げ出したと同じような結果になって、みすみす子供を死なせてしまう」と言っています。またこの医師はこうも言っています。「病気の子供が突然に死ぬのは、ほとんどのばあい事故死と同じである。それは防《ふせ》ごうと思えば防げたはずである。子供は病気だったのだからその死は避《さ》けられなかった、などと人びとは言うが、《そうではない》のです」と。

42 さらにこの医師は、病気の子供たちにこうした突然の死をもたらすものとして、つぎのことをあげています。――すなわち、どきっとさせるような物音《ものおと》、からだが冷《ひ》え込むこと、子供を急に起《お》こすこと、食べ物を与え過ぎたり、あんまりせきたてて食べさせたりすること、姿勢《しせい》を急に変えること、乱暴《らんぼう》にゆさぶること、子供をびっくりさせること、などです。そしてこれに、ほかの何にもましてつぎのことをつけ加えましょう。「《子供を汚《よご》れた空気のなかにおくこと、とくに眠っているとき、とくに夜間》、ほんの数時間であっても、また大人《おとな》がそれほど感じないときであっても」。これがほかの何よりも、赤ん坊を死なせる原因となるのです。

43 赤《あか》ん坊《ぼう》の呼吸はとてもか弱くて、ちょっとしたことですぐに乱《みだ》れてきます。病気の赤ん坊を見ていると、時には息《いき》を吸い込むのに努力している様子《ようす》や、呼吸をするために「気をつけながら息をしている」ような様子に見えるときがあるでしょう。こういうときに赤ん坊を乱暴に扱《あつか》ったりなどしたら、もうそれでおしまいです。何ごとにせよ、赤ん坊の息づかいを乱すようなことは、呼吸をまったく止《と》めてしまう結果にならないともかぎらないのです。

44 七、《赤ん坊を清潔に保《たも》つことを忘れないでください》。昔はよくお母さんたちが「うちの子供たちは今までに足を水でぬらしたことなど一度もありません。ええ、顔と手のほかはどこもぬらしたことなどありません」とか、また誰《だれ》それの子供は「足を洗われたので、育たないで死んでしまった」などと言っては自慢《じまん》していたのを私は思い出します。

45 しかし、今では私たちはもっとよく知っています。あなた方も知っておられるでしょうが、まあ言っておきましょう。赤ん坊のからだをすみずみまでいつも清潔にして、その柔《やわ》らかい皮膚の毛孔《けあな》のひとつでもほこりや洗い落とされない汗《あせ》のために詰《つ》まっているようなことのないように気をつけること。これが赤ん坊を機嫌《きげん》よく健康にしておくためのたったひとつの道なのです。

46 これはずいぶんたいへんな仕事ではあります。しかし赤ん坊が病気になってしまうと、もっとたいへんなことになるのです。

47 最もよいのは、一日に一度か二度、赤ん坊のからだ全体を洗《あら》ってやることです。そしてさらに、おもらしをしてしまったときは、そのたびに洗ってやることです。赤ん坊の柔《やわ》らかい皮膚がどんなにすぐにただれてくるものか、あなた方もよく知っているでしょう。

48 子供の脚《あし》や足先《あしさき》だけを洗《あら》うのは、ちょっと危険かもしれません。からだ全体を洗うぶんには問題はないのです。赤ん坊はたいへん汗《あせ》かきですから、衣服《いふく》はあなたのばあいよりも、たびたび取り換《か》える必要があります。赤ん坊に汚《よご》れたままの衣服を着せておくなら、病気になってもなんの不思議もありません。赤ん坊の衣類はきつ過ぎてはいけません。軽くて暖かいものがよいのです。赤ん坊はその衣類が適切でないと、大人《おとな》よりもお天気の急な変化を感じてしまいます。赤ん坊のシーツ類も、あなた方のものよりも、たびたび取り換《か》えなければなりません。

49 さて、赤《あか》ん坊《ぼう》のために気をつけなければならない事柄をよく覚《おぼ》えましたか。それは、――

1 新鮮な空気。

2 適切な暖かさ。

3 その小さなからだとその衣服《いふく》、そしてベッドと部屋と家とを清潔にしておくこと。

4 適切な食べ物を規則正しい時刻に与えること。

5 びっくりさせたり、その小さなからだやか弱い神経をむやみとゆさぶったりしないこと。

6 陽光を採《と》り入れ、機嫌《きげん》よくさせておくこと。

7 ベッドにいるときも、起きているときも、適切に着せておくこと。

50 さらに、こうしたこと《すべて》を、うまく工夫《くふう》してやっていくことなのです。

51 もう一言《ひとこと》つけ加えましょう。病気の赤ん坊の生命を吹き消すことは、ろうそくの火を消すのと同じくらい簡単なことなのです。食べ物を与えるのが十分遅《おく》れても、たいへんな異変《いへん》が起こるかもしれないのです。

訳者あとがき

フロレンス・ナイチンゲール(一八二〇～一九一〇)の代表作といわれるNotes on Nursingの、わが国における初めての翻訳は、おそらく岩井禎三訳『看護の栞』(日本赤十字発行所、一九一三年)であろうと考えられる。その後、小玉香津子訳『看護覚え書』(現代社)が出版されたのは、原著初版の出版後百十四年目の一九六八年である。このとき用いられた原本は、

Notes on Nursing: What it is, and what it is not. (In) Selected writings of Florence Nightingale, Compiled by Lucy Ridgely Seymer. Macmillan, 1954. である。

以来七年間にNotes on Nursingは、わが国のほとんどの看護学校において重要なテキストとして用いられ、ナイチンゲールを再認識する気運が徐々に高まってきた。同時にナイチンゲールについての研究の必要性が強く認識されるようになり、われわれは一九七二年からその組織的な研究に着手した。その結果Notes on Nursingにはいくつかの版本が存在し、しかも版を重ねるたびに著者自身がかなりの加筆・訂正を行なっていることが判明した。

そこで今回われわれは考慮の末、原本として、

Notes on Nursing: What it is, and what it is not. By Florence Nightingale. New edition, revised and enlarged. London: Harrison, 59, Pall Mall, Bookseller to the Queen, 1860.

を採用することにし、さらにこれに、

Notes on Nursing for the Labouring Classes. London: Harrison, 59, Pall Mall, Bookseller to the Queen, 1861.

の第十六章 Minding Baby（「赤ん坊の世話」）を加えることにした。（ただし原文は、Appendix : Minding Baby.（In）Notes on Nursing : What it is, and what it is not.（In）Selected Writings of Florence Nightingale. Compiled by Lucy Ridgely Seymer. Macmillan, 1954. を使用した。）

このように、今回は原本そのものが異なっているのであるが、それは今回の原本が、ナイチンゲールが何回かにわたって手を加えて改訂した末に出来上がった決定版であると考えられるからである。また時期的にも、この版は円熟期の彼女の思想を浮き彫りにしていると思われる。

ところで、ナイチンゲールは、この Notes on Nursing のほかに膨大な著作を残しており、千頁を超える大部のものから二～三頁の小冊子にいたるまで種々のものを合わせると、その数はおよそ百五十篇にも及ぶといわれている。しかも、これら著作のテーマは「看護」の領域のみではなく、実に広く多くの領域にわたっている。それは、ナイチンゲールの思想、とくに健康を中心とする思索の深さと広がりとを如実に示しているものといえよう。そのなかの主なもの二十一篇を列挙してみると以下の如くである。

I　看護についての著作

(1)カイゼルスウェルト学園によせて、一八五一年
(2)女性による陸軍病院の看護、一八五八年
(3)看護覚え書、一八六〇年
(4)インドの病院における看護、一八六五年
(5)救貧院病院における看護、一八六七年
(6)貧しい病人のための看護、一八七六年
(7)病院と患者、一八八〇年

(8)看護婦の訓練と病人の看護、一八八二年
(9)病人の看護と健康を守る看護、一八九三年
(10)町や村での健康教育、一八九四年
(11)看護婦と見習生への書簡、一八七二～一九〇〇年
(12)病院覚え書、一八六三年
(13)産院覚え書、一八七一年
(14)英国陸軍の保健、一八五八年
(15)インド駐在陸軍の衛生、一八六三年
(16)インドの人々が生きのびるには、一八六三年
(17)インドにおける生と死、一八七四年
(18)インドの人々、一八七八年
(19)エジプトからの手紙、一八五四年
(20)思索への示唆、一八六〇年
(21)アグネス・ジョーンズをしのんで、一八七一年

Ⅱ　病院についての著作

Ⅲ　英国陸軍の保健についての著作

Ⅳ　インド問題についての著作

Ⅴ　その他

これらの著作のほとんどは『ナイチンゲール著作集・全三巻』(湯槇ます他編訳、現代社、一九七七)および『ナイチンゲール小論集』(薄井坦子他編訳、現代社、二〇〇三)に収録されている。また、これら著作の原文の主なものは『原文・看護覚え書』『原文・看護小論集』(薄井坦子編、現代社、一九七四)として刊行されている。

昭和五十年(一九七五年)八月

訳者ら

【 ら・り・る・れ・ろ・わ 】

【へ】

【ほ】

【ま】

【 は 】

【 ひ 】

【 な・に 】

【 ね・の 】

【 そ 】

【 た 】

【 ち・つ・て・と 】

【す】

【せ】

【き】

【 う 】

【 え 】

【 お 】

【 か 】

索　　引

＊指定数字は頁番号ではなく「章と文節」の番号を示す。
（例えば「12/34」は，「第12章の第34文節」を示す。
＊「はじめに」は「p（preface)」で示し，
「序章」は「i（introductory chapter)」で示す。
＊また「おわりに」は14章，「補章」は15章，「赤ん坊の世話」は16章とする。
＊［　］内の文章や語句は，索引語の頭に付くものである。
（例えば「足音［他人の］が病人を害する」とあれば「他人の足音が病人を害する」とつながり，「胃［病人の］」は「病人の胃」とつながる。
＊〔→□□〕とある場合，「索引語□□の項も参照のこと」あるいは「索引語□□の項にすべて提示してある」の，どちらかを意味する。

索　引

看護覚え書

1968年（昭和43年）4月25日　第1版第1刷発行©
1973年（昭和48年）2月16日　第2版第1刷発行©
1975年（昭和50年）9月15日　第3版第1刷発行©
1983年（昭和58年）2月10日　第4版第1刷発行©
1993年（平成 5 年）2月 4 日　第5版第1刷発行©
2000年（平成12年）1月12日　第6版第1刷発行©
2011年（平成23年）1月15日　第7版第1刷発行©
2023年（令和 5 年）1月21日　第8版第1刷発行©

訳者　薄井坦子
代表　小玉香津子

検印廃止

発行者　小南吉彦

印刷　中央印刷株式会社
製本　誠製本株式会社

発行所　東京都新宿区早稲田鶴巻町514　株式会社　現代社
電話 03(3203)5061　振替 00150-3-68248

＊落丁本・乱丁本はお取り替えいたします

ISBN 978-4-87474-199-3　C 3047